Qualität in der Medizin

Briefe zwischen einem Hausarzt und einer Ethnologin

Dr. phil. *Andrea Abraham*, 1978, studierte an der Universität Bern Sozialanthropologie (Ethnologie), Religionswissenschaft und Englische Literatur. Mit einem Marie Heim-Vögtlin-Stipendium des SNF und einem SAMW-Beitrag promovierte sie 2012 zum Thema «Framing quality. Constructions of medical quality in Swiss Family Medicine». Andrea Abraham ist spezialisiert auf qualitative Forschungsmethoden im Bereich der Medizinanthropologie und leitet die Forschungsabteilung des interdisziplinären Instituts für Ethik im Gesundheitswesen «Dialog Ethik». Sie ist aktives Mitglied der Fachgruppe Medical Anthropology Switzerland (MAS), deren Präsidentin sie von 2011 bis 2014 war. Sie ist Verfasserin zahlreicher Fachartikel und Beiträge zum Thema Gesundheitswesen. Andrea Abraham ist verheiratet und Mutter von drei kleinen Kindern.

Dr. med. *Bruno Kissling*, 1949, studierte in Bern Medizin und arbeitet seit 1982 als Facharzt für Allgemeinmedizin in seiner Hausarztpraxis in einem Quartier der Stadt Bern. Zurzeit plant er die Praxisweitergabe. Neben seiner hausärztlichen Tätigkeit war Bruno Kissling Vorstandsmitglied der Schweizerischen Gesellschaft für Allgemeinmedizin SGAM, Schweizer Delegierter beim Welthausärzteverband WONCA sowie Mitbegründer und langjähriger Co-Chefredaktor der Schweizerischen Zeitschrift für Hausarztmedizin «PrimaryCare». Bruno Kissling ist Verfasser zahlreicher fachspezifischer, politischer und polit-philosophischer Artikel zur Hausarztmedizin. Daneben schreibt er lyrische Texte und wirkt mit seinen Wortskulpturen an Kunstausstellungen mit. Bruno Kissling ist verheiratet und Vater von drei erwachsenen Kindern.

Andrea Abraham
Bruno Kissling

Qualität in der Medizin

Briefe zwischen einem Hausarzt
und einer Ethnologin

EMH Schweizerischer Ärzteverlag

Die Autoren danken folgenden Personen für ihre wertvolle Unterstützung:

Peter Ryser, Sozialarbeiter, für seine kritische Lektüre des Manuskripts. Er führt seit vielen Jahren eine Praxis für systemische Beratung und Teamentwicklung und bildet als Kommunikationsexperte Ärzte und andere beratend tätige Personen aus. Er konzipierte einen Masterstudiengang in systemisch lösungsorientierter Beratung, wirkt als Supervisor in Fallbesprechungsgruppen und als Organisationsberater in verschiedenen Spitälern.

Dr. Celia Zwillenberg, der Madeleine und Albert Erlanger-Wyler-Stiftung und der SAMW für ihre grosszügige finanzielle Unterstützung für den Druck dieses Buches.

Den Hausärztinnen und Hausärzten, welche bei den Interviews im Rahmen der Dissertation von Andrea Abraham mitgewirkt haben.

Dem Qualitätszirkel Elfenau in Bern, der den Grundstein für diesen interdisziplinären Dialog gelegt hat.

Dr. theol. Ruth Baumann-Hölzle für die Idee, dieses Buch in Form eines Dialogs zu schreiben.

MIX
Papier aus verantwortungsvollen Quellen
FSC® C068066

Copyright © 2015 EMH Schweizerischer Ärzteverlag AG, Basel
Dieses Werk ist urheberrechtlich geschützt. Das Werk einschliesslich seiner Teile darf ohne schriftliche Genehmigung des Verlages in keiner Form reproduziert oder elektronisch verarbeitet, vervielfältigt, zugänglich gemacht oder verbreitet werden.
Gesamtherstellung: Schwabe AG, Druckerei, Muttenz/Basel
Printed in Switzerland
ISBN 978-3-03754-084-8
ISBN E-Book 978-3-03754-085-5

www.emh.ch

Inhalt

Vorwort 7

Einleitung 9

Wie es zu diesem Briefwechsel kam 13

Qualität vor und nach 1996: von der berufsinhärenten
Selbstverantwortung zur gesetzlichen Vorgabe 19

Industrielle Verankerung der Qualitätsidee –
vom Auto zum Patienten 27

Qualitätszirkel 32

Fehler und Fehlerkultur 47

Patienten im Zentrum 61

Das verflochtene System von Arzt und Patient 70

Evidenz-basierte Medizin und die komplexe
hausärztliche Realität 80

Qualitätsmessung 112

Jenseits der quantitativen Messungen 125

Angst, Unsicherheit und Medikalisierung 136

Selbstbestimmung und ökonomische Verantwortlichkeit 145

Ende des Briefwechsels 160

Anhang 169

Literaturverzeichnis 171

Vorwort

Im Zuge einer zunehmenden Markt- und Wettbewerbsgläubigkeit hat man in den letzten Jahrzehnten damit begonnen, überall dort künstliche Wettbewerbe zu inszenieren, wo es keinen Markt gibt, um auch Bereiche wie Wissenschaft, Bildung oder das Gesundheitswesen auf Effizienz zu trimmen. Mit missionarischem Eifer werden auf diese Weise Leistungsanreize gesetzt, doch was dabei als Leistung herauskommt, ist in Wirklichkeit ein gigantischer Unsinn. Die künstlich inszenierten Wettbewerbe sorgen im Gegensatz zu einem funktionierenden Marktwettbewerb nicht dafür, dass die Produktion optimal auf die Bedürfnisse der Nachfrager angepasst ist. Nur wo Wettbewerb und Markt zusammenfallen, kann die von Adam Smith beschriebene «unsichtbare Hand» über das Preissystem wirken und dafür sorgen, dass genau das produziert wird, was die Konsumenten auch wünschen. Bei Wettbewerben ohne Markt ist das nicht der Fall. Statt an den Bedürfnissen der Nachfrager orientieren sich die Produzenten eines Produktes oder einer Leistung an irgendwelchen Kennzahlen oder Indikatoren. Die Ausrichtung an diesen Kennzahlen führt jedoch nicht zu Effizienz, sondern sorgt für perverse Anreize, die dann folgerichtig auch perverse Resultate ergeben.

Besonders gravierend sind die sinnlosen Wettbewerbe auch im Gesundheitswesen. Über lange Zeit wurden den Ärzten ihre Behandlungskosten von den Krankenkassen bezahlt, und Spitäler wurden nach den von ihnen erbrachten Leistungen entschädigt. Ein solches System setzt allerdings keinen Anreiz, effizient zu arbeiten oder besonders qualitativ hochstehende Leistungen zu erbringen, da man seine Kosten ja unbeschränkt abrechnen kann und die Qualität der Leistung nicht berücksichtigt wird. Seit geraumer Zeit glaubt man deshalb auch hier die neue, angebliche Wunderwaffe des künstlich inszenierten Wettbewerbs einsetzen zu können, um mehr Effizienz und bessere Qualität zu erzielen. Ein erster Schritt in diese Richtung ist bereits erfolgt: die Einführung von Fallpauschalen, mit denen stationäre Behandlungen in Spitälern pauschal mit einem bestimmten Betrag abgegolten werden. Auf diese Weise wird indirekt ein Kostenwettbewerb zwischen den Spitälern in Gang gesetzt, der zu einer Senkung der Gesundheitskosten im stationären

Bereich führen sollte. In der Realität ‹sparen› die Spitäler jedoch vor allem dadurch, dass sie ihre Kosten zulasten der ambulanten Versorgung reduzieren. Zudem versuchen sie mit möglichst standardisierten Behandlungen und einer «Optimierung der Patientenportfolios» möglichst hohe Fallpauschalen herauszuholen.

Ein noch drastischerer Schritt in Richtung mehr Wettbewerb ist das sogenannte Pay-for-Performance-Programm (P4P). Dabei geht es um eine leistungsorientierte Vergütung von Ärzten, die je nach Qualität ihrer Behandlungen mehr oder weniger Geld von den Krankenkassen bekommen. Solche Programme sind in den USA oder England schon seit längerer Zeit eingeführt. In Deutschland steckt man zurzeit noch in einer Versuchsphase. Bei P4P soll die ‹Qualität› von ärztlichen Dienstleistungen mit Hilfe von Indikatoren und Zielparametern gemessen und dann honoriert werden. Mit dieser Leistungsvergütung wollen die Kassen gute Ärzte und Praxisnetze belohnen – und gleichzeitig wollen sie sparen, da gute Behandlungen zu einer insgesamt gesünderen Bevölkerung führen sollten, die dann insgesamt weniger Kosten verursache.

Klingt wie ein Märchen und ist auch eins. Qualität in der Medizin lässt sich nicht an messbaren Kennzahlen festmachen. Denn was macht einen guten Arzt oder ein gutes Praxisnetz wirklich aus? Ist es der Prozentsatz der operierten Patienten, die nach der Operation keine Komplikationen aufweisen? Ist es die Gesprächsbereitschaft des Arztes, der sich Zeit für einen Patienten nimmt? Oder ist es der Arzt, der alles streng nach Vorschrift abwickelt? Auch aus hunderten von noch so ausgeklügelten Datensammlungen errechnete Indikatoren kann man die Qualität nicht adäquat erfassen. Was man mit P4P jedoch ausgezeichnet kann, ist den Ärzten perverse Anreize setzen. Diese reagieren dann auch, indem sie immer mehr unnötige Untersuchungen durchführen oder vorschnell Medikamente verschreiben, weil das zu mehr gemessener ‹Qualität› führt. Was diese dann wirklich produzieren, ist quantitativ messbarer Unsinn, den niemand braucht, während die wahre Qualität immer mehr verdrängt wird.

Es ist also dringend notwendig, das Verständnis von Qualität im Gesundheitswesen zu diskutieren. Das vorliegende Buch leistet dazu einen wichtigen Beitrag, denn ein Umdenken findet von offizieller Seite noch kaum statt.

Mathias Binswanger

Einleitung

Qualität. Kaum ein Begriff der Gegenwart scheint so ausgelaugt, ungenau verwendet und sogar abgedroschen zu sein. Trotzdem, oder gerade deswegen, wollen wir über die Qualität in der Medizin nachdenken.

Wir? Bruno und Andrea. Bruno, ein Hausarzt mit über 30 Jahren Berufserfahrung, der die Qualitätsbemühungen der letzten Jahrzehnte aktiv miterlebt hat. Andrea, eine Ethnologin, welche lange Jahre zur Qualitätsdebatte in der Hausarztmedizin geforscht und dazu ihre Doktorarbeit verfasst hat (Abraham 2014).

Während rund eines Jahres haben wir einander Briefe über die zahlreichen Dimensionen der Qualität geschrieben. In unseren Schreiben begegnen sich der medizinische Innenblick des Hausarztes Bruno und der wissenschaftliche Aussenblick der Ethnologin Andrea.

Wir betrachten Qualität als ein Konstrukt mit vielen untereinander interagierenden Aspekten. Klassischerweise richtet sich der Blick von Qualitätsmessungen auf Dinge wie die Struktur und Prozessgestaltung einer Institution, die Richtlinien für Abklärungen und Behandlungen sowie die Güte von Produkten und Resultaten. Zusätzlich zu diesen wichtigen Qualitätsklassikern spielen im medizinischen Bereich viele weitere Aspekte eine entscheidende Rolle, zum Beispiel die Vorstellungen einer Patientin über ihre Gesundheit und ihre individuellen Anforderungen an die Medizin und ihren Arzt. Darunter fallen auch die Selbstansprüche eines Arztes an seine Kompetenzen, berufsethische Erwartungen einer Ärztegesellschaft an ihre Mitglieder, wissenschaftliche Evidenzen und Erfahrungswerte zu spezifischen Eingriffen und Verläufen. Und über den unmittelbaren medizinischen Kontext hinaus prägen gesellschaftliche, philosophische und kulturelle Haltungen und Ansprüche, ökonomische Begebenheiten sowie gesundheitspolitische Steuerprozesse unsere Vorstellung von guter Medizin. Die Liste ist nicht abschliessend. Jedes der genannten Elemente spielt eine unabdingbare Rolle, und erst im Zusammenspiel entsteht umfassende Qualität.

Unsere ganzheitliche Betrachtungsweise erweitert das gegenwärtige Qualitätsdenken und weicht es gleichzeitig auf. Wir zeigen,

Einleitung

dass Qualität etwas stetig Werdendes und Unfertiges ist, stellen herkömmliche Messinstrumente in Frage. Und wir weisen darauf hin, dass Qualität, wenn überhaupt, nur durch Kombination von unterschiedlichen Messmethoden angemessen beurteilt werden kann. Qualität gibt es als «Ding an sich» nicht, wohl aber als umfassendes Konstrukt mit vielen Facetten, an dem zahlreiche Menschen kontinuierlich arbeiten.

Als modernes Phänomen ist dabei der Umstand zu beachten, dass es nicht mehr ausreicht, an Qualität zu glauben und darauf zu vertrauen, dass eine Behandlung gut verläuft. Mit Befragungen, Evaluationen und Messungen wird versucht, medizinische Entscheidungen und Abläufe zu erfassen und transparent zu machen (Stehr & Wallner 2010; Strathern 2000a). Ziel dabei ist es, die ärztliche Tätigkeit an Standards auszurichten, zu kontrollieren und zu verbessern.

Im Gegensatz zu früheren Zeiten wird die ärztliche Arbeit heute genau beobachtet, sozusagen auf eine Bühne gehoben und mit Scheinwerfern beleuchtet. Wie bei einer Theateraufführung erfolgt die Beleuchtung aus ganz bestimmten Winkeln, um gewisse Aspekte hervorzuheben und einen bestimmten Effekt zu erzielen. Die Zuschauer betrachten die Szene im Lichtkegel der Bühne und fokussieren ihren Blick auf das Sichtbare. Die beleuchtete Szene ist jedoch nicht zu verstehen, wenn nicht auch das Geschehen im Dunkeln der Bühne jederzeit mit präsent wäre. Und wo stünde eine Theaterinszenierung ohne die Regie, die im Dunkeln hinter der Bühne wirkt? Im unbelichteten nichtöffentlichen Bereich finden zahlreiche steuernde Aktivitäten statt, welche die Aufführung erst realisierbar machen. Dasselbe Theaterstück kann auf verschiedene Arten inszeniert werden. Durch unterschiedliche Besetzung, Kostümierung, Bühnenbild und Musik kann ein Regisseur entlang seiner persönlichen, professionellen und gesellschaftlichen Werte, Kriterien und Absichten, einem Theaterstück eine völlig andere Aussage verleihen.

In unserem Briefwechsel lassen wir uns nicht vom Geschehen im Scheinwerferlicht auf der Qualitätsbühne blenden, sondern leuchten in die Schattenbereiche rund um den Lichtkegel. Dort treffen wir auf Bereiche, die aufgrund ihrer Komplexität in den Krankengeschichten und anderen medizinischen Dokumenten nicht oder kaum erwähnt werden. Entsprechend sind sie schwierig nachweisbar. Und sie passen nicht unbedingt in die Raster der konventionellen, statistischen Qualitätsmessung. So werden viele qualitätsrelevante Themen ausgeblendet. Mit der Folge, dass unser Qualitätsverständnis immer enger und zahlenbasierter wird. Diese Enge wollen wir aufbrechen.

Das Ergebnis unseres Briefwechsels ist ein wissenschaftliches Buch in narrativer Form und allgemeinverständlicher Sprache. Wir wollen den Leser, die Leserin auf eine kurzweilige Qualitätsreise zu vielen Qualitätsdestinationen mitnehmen. Mit «Halt auf Verlangen» können die Reisenden je nach ihren individuellen Bedürfnissen an unterschiedlichen Stationen ein- und aussteigen, verweilen und sich anregen lassen.

Andrea Abraham und Bruno Kissling

Wie es zu diesem Briefwechsel kam

Lieber Bruno   18. März 2013

Ich habe eine Frage an Dich. Ich möchte meine auf Englisch geschriebene Dissertation gerne als Buch in deutscher und allgemeinverständlicher Sprache herausbringen. Ich wünsche mir, dass es möglichst viele Interessierte erreicht.

Die Ansätze, Daten und Ergebnisse der Dissertation werden den Inhalt sicher massgebend prägen, aber es wird keine Copy-and-Paste-Version entstehen. Ich könnte das Buch alleine schreiben, aber es wäre für mich, für die Qualität des Buches und für die Leserschaft sicherlich ein Riesengewinn, wenn wir das Buch zusammen als Co-Autoren schreiben könnten. Ich würde mich ungemein darüber freuen. Was meinst Du dazu?

Herzlich, Andrea

Liebe Andrea   19. März 2013

Deine Anfrage ehrt mich. Ich müsste aber mehr über Dein Projekt wissen. Wir sollten dies mündlich besprechen, telefonisch oder viva voce bei einem Kaffee.
Geht das für Dich?

Herzlich, Bruno

Lieber Bruno   20. März 2013

Ja, auf jeden Fall, das habe ich mir ebenfalls gedacht. Treffen wir uns diesen Samstag um 9 Uhr im Bistro Steinhalle des Historischen Museums?

Herzlich, Andrea

Liebe Andrea 23. März 2013

Es war sehr gut, heute Morgen, unser Gespräch über die Qualität in der Medizin, über deren unterschiedliche Ebenen bis hin zu ihrer gesellschaftspolitischen und philosophischen Dimension. Eine Zusammenarbeit würde mich auch sehr freuen. Bald werde ich Dir meine definitive Antwort geben, aber ich denke, unserer Zusammenarbeit steht nichts mehr im Weg.

Herzlich, Bruno

Liebe Andrea 7. Juni 2013

Ich freue mich auf unsere Reise, auf viele Überraschungen und einen schönen Reisebericht mit vielen wissenschaftlichen Erkenntnissen aus Deiner Dissertationsarbeit. Es war ein sehr gutes Treffen gestern. Wie so oft bringt das Gespräch etwas hervor, woran man zuvor nicht im Traum gedacht hätte: die Idee, das Buch als Dialog zwischen uns beiden zu publizieren. Ein Gedanke hat den andern ergeben, und so entwickelte sich etwas Neues, Unerwartetes.

Rückblickend dürften es solche nicht voraussehbaren Erlebnisse mit unseren Patienten in unseren Hausarztpraxen gewesen sein, die uns 2002 im Qualitätszirkel Elfenau – einer Gruppe von Hausärztinnen und Hausärzten, die sich circa einmal pro Monat zum fachlichen Austausch treffen – das Thema «Komplexität» wählen liessen. Ein Thema, das uns danach lange nicht mehr losliess, auf das wir auch bei anderen Diskussionsanlässen immer wieder stiessen. In unseren Fallgeschichten zeigten sich jeweils unerwartete Wendungen. Oft gerade in jenen vertrakten Situationen, in denen wir keine Guidelines anwenden konnten, und gerade dann, wenn wir uns entschlossen, die Dinge offenzulassen und nicht medizinisch zu intervenieren. Wir erhielten mehr und mehr den Eindruck, dass solche Erlebnisse der Komplexität unser hausärztliches Denken und Handeln nachhaltig prägten. Es bestärkte uns immer wieder, für unsere Patienten mit und ohne Guidelines eine Behandlung von hoher Qualität zu erwirken.

Die Entscheidungspfade, die uns vom ‹geraden› Weg abweichen liessen, oder das, was gewirkt hatte, konnten wir jedoch nicht sichtbar machen. Denn entscheidungs- und qualitätsrelevante Gedanken und bedeutungsvolle Interaktionserlebnisse mit unseren Patienten hielten wir meistens nicht in der Krankengeschichte fest. Was wir notierten, waren Symptome, objektive Befunde der körperlichen Untersuchungen, die Resultate medizintechnischer Untersuchungen wie Labor, Röntgen, EKG, Ultraschall, unsere Beurteilungen der Untersuchungsergebnisse und die verordneten Medikamente. Im Unterschied zu diesen *hard facts* nannten wir die nicht festgehaltenen und doch wegleitenden und letztlich zu erlebter Qualität führenden Fakten *soft facts*.

Es wurde uns ein Anliegen, diese *soft facts* zu erfassen. Wir wollten zeigen, dass und warum eine gute patientenbezogene Qualität nicht nur aus der rigorosen Anwendung von Guidelines entsteht, sondern dass dafür auch ganz andere Dinge, diese *soft facts*, eine ganz bedeutende Rolle spielen. Mit den in der Medizin üblichen deduktiven und quantitativen Forschungsmethoden schien es uns nicht möglich, dieses Andere darzustellen. Dazu benötigten wir einen qualitativen Forschungsansatz, wie er in der Sozialanthropologie angewendet wird. Und sozialwissenschaftliche Erhebungs- und Analysemethoden wie die «teilnehmende Beobachtung»[1] und

---

[1] Die «teilnehmende Beobachtung» ist eine Möglichkeit der qualitativen Datenerhebung, die ihren Ursprung in der Ethnologie hat. Es geht darum, Geschehnisse über einen gewissen Zeitraum vor Ort zu beobachten. Dabei kann der Forscher, die Forscherin in unterschiedlichem Masse in den Beobachtungsgegenstand involviert sein: Er/sie kann sich vor allem der Beobachtung widmen (z.B. der Datenerhebung in einem Wartzimmer ohne Gespräche mit den Patienten) oder sich aktiv in das Geschehen einbringen bzw. einbezogen werden (z.B. in der Praxis mithelfen und während dieser Tätigkeiten beobachten). Je nachdem ist das methodische Vorgehen dann eher eine Beobachtung oder wirklich eine teilnehmende Beobachtung. Aber auch bei Ersterem handelt es sich nicht um eine ‹reine› Beobachtung, da keine Laborsituation besteht, sondern der Forscher durch seine Präsenz bereits Teil des Geschehens ist. Die Beobachtung wird in Form von losen bis sehr systematischen Feldnotizen verschriftlicht (Hauser-Schäublin 2003; Lüders 2003; Spradley 2006).

die «Grounded Theory»[2]. So kam es zum Kontakt mit Dir. Du suchtest damals ein Thema für Deine Dissertation und warst vom ersten Augenblick von unserem Anliegen fasziniert. So wurdest du regelmässige Besucherin des Qualitätszirkels.

Wie hast Du die ersten gemeinsamen Schritte erlebt?

Herzlich, Bruno

Lieber Bruno 9. Juni 2013

Im Sommer 2005 tauchte ich nach soeben abgeschlossenem Studium in Eure, mir bislang unbekannte Welt der Hausärzte ein. Einige Dinge fielen mir schnell auf, wobei ich sie erst einige Zeit später aus etwas Distanz interpretieren konnte. Ich bemerkte, dass Ihr eine einander vertraute Gruppe bildet, die mit viel Engagement die Begriffe «Qualität» und «Komplexität» verstehen wollte, sie aufbrach und schälte. Euch war klar, dass es für diesen Prozess neue Werkzeuge braucht, andere als diejenigen Eurer Ausbildung und das biomedizinische Paradigma.

Die Sozial- und Kulturwissenschaften oder, präziser, die Sozialanthropologie bot Euch Konzepte, Methoden und eine Sprache, mit der Ihr die *soft facts* empirisch greifbar machen konntet. Mit

---

2   Die «Grounded Theory» ist eine in den 1960er Jahren entwickelte methodische Vorgehensweise, um soziale Prozesse und Strukturen mit Hilfe von qualitativen Daten wie Beobachtungen, Interviews und Dokumenten zu analysieren (Polit et al. 2004: 219). Ihr Hauptziel liegt darin, empirische Daten dahingehend zu analysieren, dass deren Komplexität und Zusammenhänge am Ende des Analyseprozesses in der Form einer Theorie bzw. eines Theoriegebildes zum Ausdruck gebracht werden können. Obschon seit der ersten Publikation zur «Grounded Theory» (Glaser & Strauss 1967) verschiedene Arbeitsweisen mit dieser Methodik entwickelt wurden, bestehen Grundsätze, wie z.B. das Kodierungsverfahren und die Kategorienbildung (Dey 1999; Cresswell 1993). Auch wenn die Vorreiter der «Grounded Theory» ein unvoreingenommenes und streng induktiv verlaufendes Vorgehen als Voraussetzung festgelegt haben, wurde dies im Laufe der Zeit relativiert. Heute besteht weitgehend Konsens darüber, dass sowohl induktive als auch deduktive Prozesse stattfinden (Barbour 2001; Bowen 2006).

Hilfe dieser Ansätze wurde es möglich, Euer Erleben und Eure Perspektive von Qualität sichtbar zu machen.

Wenn medizinische Themen im Zentrum der Treffen standen, so war aus der Aussenperspektive auffallend: Kein Thema blieb auf der reinen Faktenebene, sondern wurde mit Fallgeschichten und Euren spezifischen Fragen verwoben. Dadurch erhieltet Ihr gegenseitigen Einblick in Euer ärztliches Handeln, in Eure Entscheidungswege, in Sicherheiten und Unsicherheiten und in Eure Fehlbarkeiten. Dies erforderte ein grosses Vertrauen untereinander – und auch in mich. Dass ich für sieben Jahre Teil des Qualitätszirkels werden konnte, ist rückblickend betrachtet keine Selbstverständlichkeit. Dieser Vertrauensaspekt, der darauf beruht, sich vor Sanktionen sicher zu fühlen, wurde später zu einer wichtigen Erkenntnis, als ich die Bedingungen für erfolgreiche Qualitätsarbeit in Fachgruppen wie dem Qualitätszirkel näher anschaute.

Mit der Zeit wurde mir klar, dass Euer Engagement auch eine standespolitische Dimension hat. Die Art und Weise, wie seit der Revision des Krankenversicherungsgesetzes (KVG) 1996 Qualität zwischen den Akteuren des Gesundheitswesens – zwischen Ärzteschaften, Versicherern, dem BAG und Patientenorganisationen – diskutiert wurde, unterschied sich von Eurem Verständnis von Qualität. In Euren Treffen hattet Ihr wohl schnell einmal realisiert, dass das andere Qualitätsverständnis, das mit der Revision einherging, keineswegs unbedeutend ist, sondern Euren Beruf und Eure Arbeitsweisen in einer Weise regulierte, die Euch fernlag. Entsprechend war die Schweizer Hausarztmedizin auf Forschung angewiesen, die sich mit ihren spezifischen Eigenschaften und Spezialitäten befasste.

Ich weiss nicht, ob sich alle Mitglieder des Qualitätszirkels dieser grösseren Dimension bewusst waren. Aber für meine Forschung bedeutete der professionspolitische Kontext, dass ich es beim Thema Qualität mit einem interessegeleiteten Thema zu tun hatte.

Diese Erkenntnis brachte mich später einen grossen Schritt weiter. Ich realisierte, dass Qualität nicht nur als Begriff für die eigentliche ärztliche Tätigkeit diente, sondern dass dieser Begriff auch immer öfter in anderer Bedeutung verwendet wurde. Qualität wurde obligater Bestandteil eines politischen Argumentariums und einer politischen Agenda. Qualität tauchte in den Positionspapieren des Bundes, der Versicherungen, der Ärzteschaften und der Patientenorganisationen auf. Diese ‹Verwendungswut› – ich nannte sie in meiner Dissertation einen «rhetorischen Qualitätsaktivismus» – faszinierte mich und führte zu einer weiteren Erkenntnis: Es gibt keine «Qualität an sich», sondern Qualität ist ein normatives Gebilde, das viele Gestalten hat und konstruiert wird.

Was ich mich während meiner Forschung immer wieder fragte: Was war vor 1996? In welcher Form war für Dich vor 1996 – das heisst in Deinen ersten 14 Jahren als Hausarzt – Qualität ein Thema? Welche Rolle spielte Qualität für Dich persönlich? Welche Rolle spielte sie für die Schweizer Hausarztmedizin?

Ich freue mich auf Deine Antwort.

Herzliche Grüsse, Andrea

Qualität vor und nach 1996: von der berufsinhärenten Selbstverantwortung zur gesetzlichen Vorgabe

Liebe Andrea 13. Juni 2013

Ich habe meine Hausarztpraxis 1982 in Bern eröffnet. Ab 1995 begann ich mein politisches Engagement im Vorstand der Schweizerischen Gesellschaft für Allgemeinmedizin (SGAM). Fast zeitgleich mit meiner politischen Zeit begann die Qualitätsdiskussion. Ob und wie man vor 1996 über die Qualität der hausärztlichen Arbeit gesprochen und gedacht hat, daran kann ich mich spontan nicht erinnern.

Qualität, das bedeutete für mich und für viele Ärzte, mit grossem Engagement für die Patienten da zu sein, in der Sprechstunde, auf Hausbesuchen und auch in der Freizeit. Ich war immer für die Patienten da. Auf meinem Telefonbeantworter verwies ich auf meine private Telefonnummer, und erst an zweiter Stelle auf den städtischen Notfalldienst. Das bedeutete, während 24 Stunden an 365 Tagen im Jahr – ausgenommen zur Ferienzeit – in Bereitschaft zu sein.

Ich versuche mich an jene Zeit vor 1996 zu erinnern. Damals war ich noch sehr spitalgläubig. Ich meine damit: Wenn in einem Spital-, Spezialarzt- oder Röntgenbericht stand, dass dies oder jenes zu tun oder weiter abzuklären sei, habe ich dies ‹auftragsgemäss› durchgeführt. Ich nahm mich als den verlängerten Arm des Spitals und der Spezialisten wahr. Das bürgte für ‹richtiges› Tun und Handeln.

Eigenständiges, aktives Unterlassen von spezialärztlichen Anweisungen hätte damals nicht in mein Denkschema gepasst. Dieses Verhalten gab mir Sicherheit. Dass die Hausarztmedizin eine eigene Epidemiologie hat, war mir nicht bewusst. Mit der Zeit begann ich trotzdem, bewusst solche Aufträge zu weiteren Untersuchungen nicht mehr umzusetzen, weil sie mir nicht sinnvoll schienen. Ich erlebte, dass ich damit im Sinne meiner Patienten handle.

Darüber mit Kollegen zu sprechen, hätte ich jedoch nicht gewagt, denn ich befürchtete, dass es mir als sorgloses Handeln hätte ausgelegt werden können. Mir von anderen Ärzten in die ‹Karten blicken zu lassen›, wäre damals für mich unerträglich gewesen. Mein Selbstvertrauen in mein hausärztliches Handeln gegenüber meinen Berufskollegen war sehr klein. Ich ging nicht an Kongresse. Das war für die ‹Gescheiten›. Da hätte ich nichts beitragen können, dachte ich. Ich hätte damals auch kein Tutoriat bspw. für einen Gruppenunterricht übernommen. Dafür war ich zu wenig geeignet, wie mir schien.

Es dauerte rund zehn Jahre, bis für mich dieses Handeln im Auftrag der Sekundär- und Tertiärmedizin nicht mehr tragbar war. Ich fühlte mich sehr allein und allein gelassen. Ich konnte mir nicht vorstellen, weitere 20 Jahre als Hausarzt zu arbeiten. Einem Burnout nahe, suchte ich zu jenem Zeitpunkt nach Lösungen und fand sie in Kursen für systemisch lösungsorientiertes Denken und Handeln. Daraus ergab sich für mich eine aussergewöhnlich positive persönliche und berufliche Wende.

Das Thema Ärzteplethora, der Überschuss an Ärzten, prägte den öffentlichen Diskurs der 1980er Jahre. In der medialen Berichterstattung ging es in meiner erinnerten Perzeption in erster Linie um Tariffragen, um den Streit zwischen Ärzteschaft und Versicherern. Der Taxpunktwert stieg jährlich zuverlässig an. Gelegentlich sperrten die Krankenkassen als Kampfmassnahme die Auszahlung der Honorare. Das war damals beim «Tiers payant»[3] möglich. Die Argumente für die Tariferhöhungen bauten wahrscheinlich vor allem auf der Teuerung auf. An die Qualität als Argument erinnere ich mich nicht.

Das alles muss für Dich schrecklich tönen.

Herzlich, Bruno

---

3   Im Tiers-payant-System sendet der Arzt seine Rechnung direkt an den Versicherer. Dieser bezahlt den Betrag an den Arzt und fordert vom Versicherten den vertraglich vereinbarten Kostenanteil ein.

Lieber Bruno 20. Juni 2013

Deine Schilderungen zum Aufkommen der Qualitätsdiskussionen in den 1990er Jahren decken sich mit meinen Recherchen. Während beispielsweise in den 1970er Jahren Qualität noch weitgehend technisch im Sinne der Messgenauigkeit von Laborgeräten oder Röntgenapparaten verstanden wurde, verband man den Begriff «Qualität» nun zunehmend mit der direkten ärztlichen Arbeit. Die Ärzteplethora der 1980er Jahre, die Du erwähnst, bewirkte, dass der Status der Ärzte nicht mehr unantastbar war: Man hatte ja genügend Ärzte oder Anwärter und konnte deshalb auch mit Forderungen an Euch gelangen. Man verlangte von Euch zunehmend, dass Ihr Euer Tun erklärt und begründet. Die Ärzteschaft war gegenüber diesen Forderungen gespalten, und sie ist es bis heute geblieben.

Im Gegensatz zur Schweiz waren Qualitätsdiskussionen in anderen westlichen Ländern bereits seit den 1950er Jahren ein Thema. Ein Hauptgrund liegt wohl darin, dass das britische und das amerikanische Gesundheitssystem schon früh verstaatlicht wurden und die Ärzte durch die damit einhergehenden finanziellen Regulierungen und externen Qualitätskontrollen weniger Handlungsfreiraum genossen als die Schweizer Ärzte. Die Schweizer Hausarztmedizin erlangte zudem in deutlichem Kontrast zu Ländern wie Dänemark, Deutschland oder England erst im 21. Jahrhundert akademische Anerkennung.

Du schreibst, dass Qualität in Deiner ersten Zeit als praktizierender Hausarzt ein persönliches Thema für Dich war, ein Thema, das Du bloss an die eigenen Ansprüche koppeltest. Das änderte sich grundlegend mit der KVG-Revision: Die darin enthaltenen Transparenzforderungen implizierten, dass dieses persönliche Empfinden abgebildet und standardisiert und damit gegen aussen gerichtet wird.

Der Streit zwischen Versicherern und Ärzteschaft wurde durch die Qualitätsforderungen des KVG nicht etwa gelöst, sondern eher noch verschärft. Zu unterschiedlich sind die Vorstellungen davon, was Qualität ausmacht und wie und zu welchem Zweck sie gemessen werden soll. Während die Versicherer an Ergebnissen (*outcome*-Qualität) interessiert sind, um mit Vergleichspunkten (Benchmarks) die einzelnen Ärzte vergleichen und gegebenenfalls sanktionieren zu können, geht es der Ärzteschaft um etwas anderes. Sie möchte Prozessqualität abbilden und betont, dass eine Kosten/Nutzen-Analyse von Qualitätsmassnahmen kaum quantifizierbar ist. Zudem will die Ärzteschaft die Daten von einzelnen Ärztinnen und Ärzten nicht aus der Hand geben, weil sie befürchtet, dass damit einzelne Ärztinnen und Ärzte von den Versicherungen kontrolliert und allenfalls sanktioniert werden könnten.

Ab 1996 genügten Eure persönlichen Qualitätsbemühungen also nicht mehr. Nun wollte man Euch in die Karten schauen. Deine Schilderungen zeigen eindrücklich, wie schwer dies früher den Hausärztinnen und Hausärzten gefallen sein muss, sich untereinander auszutauschen. So muss diese Forderung, Eure Arbeit nach aussen auszuweisen, sehr einschneidend gewesen sein. Ein Hausarzt, den ich für meine Dissertation interviewt habe, hat dazu gesagt:

> Unter dem Mantel ‹Qualität› hat man die Ärzte dazu gezwungen, miteinander darüber zu reden, was wir überhaupt damit meinen. Vorher hat einfach jeder für sich selber gearbeitet.

In Deinen Schilderungen kommt diese Tendenz der individuellen Auseinandersetzung mit Qualität sehr deutlich zum Ausdruck. Die externe Qualitätsforderung hat also vielleicht das Potential, eine kollektive Reflexion anzuregen und das Konkurrenzgefühl unter den Hausärzten zu durchbrechen. Bestimmt ist das aber zu plakativ dargestellt, es gibt ja auch innerhalb der Hausärzteschaft durchaus verschiedene Lager.

Eine Vollzeitverfügbarkeit wie Du sie schilderst, ist für angehende Hausärztinnen und Hausärzte heute kaum mehr vorstellbar. Sie streben andere Arbeitsmodelle an, arbeiten Teilzeit beispielsweise in Gruppenpraxen. Qualität bedeutet für den Nachwuchs also nicht mehr zwingend Dauerpräsenz. Das schliesst das *caring* oder – um diesen überstrapazierten Begriff zu verwenden – eine ‹ganzheitliche› Behandlung aber nicht aus.

Deine Spitalgläubigkeit in den 1980er und frühen 1990er Jahren war sicher auch durch die Etablierung der evidenzbasierten Medizin mit ihren Behandlungsrichtlinien und *gold standards* geprägt. Die Normativität dieser Richtlinien lässt sich am Begriff «best practice» ablesen, der anzeigt, dass es klinische Abläufe gibt, die andere deutlich überragen. Heute hat sich die EBM weitgehend in den Praxisalltag eingefügt, aber in den 1990er Jahren entstand als Gegenbewegung dazu die narrativ-basierte Medizin[4]. Sie interessierte Euren Qualitätszirkel stark, weil sie für jene Bereiche des ärztlichen Berufsalltags Begriffe und Konzepte zur Verfügung stellte, die in Krankgeschichten oder Lehrbüchern kaum dokumentiert werden. Der Aspekt des Unterlassens, wenn eine Richtlinie bewusst nicht eingehalten oder abgeändert wird, kann damit zusammenhängen, dass eine Behandlung auf den spezifischen Patienten aus medizinischen Gründen nicht passt. Aber ich erinnere mich auch an weitere Punkte, die bei meiner Datenerhebung genannt wurden, dass auch andere Faktoren eine Rolle spielen können, wie beispielsweise Bequemlichkeit, Antipathie, Zeitnot.

Herzlich, Andrea

Liebe Andrea 11. Juli 2013

Entschuldige mein langes Schweigen. Ich war Ende Juni am WONCA[5]-Weltkongress in Prag. WONCA, das ist die internationale Vereinigung der Hausärztinnen und Hausärzte. Jetzt arbeite ich wieder die zweite Woche in der Praxis, dann geht es in den nächsten beiden Wochen schon in die Sommerferien. Rund um Praxisabwesenheiten und ganz besonders, wenn diese wie jetzt so nahe beieinander liegen, häufen sich Vor- und Nachferienarbeiten für die Praxis und die Patienten. Es kommt hinzu, dass ich durch die Vorbereitung der Präsentationen am Kongress und mit der inneren und äusseren Verarbeitung des Erlebten emotional und gedanklich absorbiert war und mich erst jetzt wieder in unseren Qualitätsdialog einklinken kann.

---

4 Vgl. Kap. «Evidenz-basierte Medizin und die komplexe hausärztliche Realität», S. 80.
5 The World Organization of National Colleges, Academies and Academic Associations of General Practitioners/Family Physicians, kurz World Organization of Family Doctors.

Mit dem neuen KVG gab es tatsächlich mehr Druck auf uns Ärzte, wir waren nun gezwungen, uns mit der Dokumentation unserer Qualität zu befassen. Die Weiterbildung zum Facharzt und die freiwillige Fortbildungstätigkeit (die nicht nachzuweisen war) hatten als Qualitätsgrundlage in der Praxis ihre Glaubwürdigkeit verloren. Wir wurden damals mit der Donabedian'schen Trias bekannt gemacht: mit Struktur-, Prozess- und Ergebnisqualität[6]. Mit den beiden ersten Punkten konnten wir uns anfreunden. Am Resultat jedoch wollten wir uns von Anfang an nicht messen lassen.

Die Schweizerische Gesellschaft für Allgemeinmedizin SGAM brachte sich ab Mitte der 1990er Jahre intensiv in den Qualitätsdiskurs ein. In ihrem Leitbild von 1996 hält sie die Qualitätsförderung – ohne konkrete Angaben darüber, wie das geschehen sollte – als eine ihrer Aufgaben fest. Was aber deutlich wurde: Die SGAM wollte selber definieren, was Qualität in der Hausarztmedizin ausmacht. Damit wollte sie den Bestimmungen und Auflagen von aussen zuvorkommen. Die SGAM-Kader befürchteten, dass eine von oben verordnete Qualitätsdefinition der Hausarztmedizin nicht gerecht würde. Mit eigenen Massnahmen wollte die SGAM einen Pflock einschlagen, an dem niemand vorbeikommen würde. Sie wollte, dass die Qualitätsaktivitäten gemeinsam mit und nicht für uns Hausärztinnen und Hausärzte stattfinden werden.

Die SGAM sprach konsequent von Qualitätsförderung und -entwicklung anstatt von Qualitätssicherung wie die Politiker, das BAG und die Versicherer. Damit wollte die SGAM zeigen, dass Qualität nicht gesichert werden kann, keine feste und einfach messbare Grösse ist. Qualität kann nicht ein für alle Mal abschliessend erledigt und gemessen werden. Die SGAM befürchtete, dass die Hausärztinnen und Hausärzte eine Unzahl von nutzlosen Daten sammeln müssen, und sprach von Datenfriedhöfen. Für die SGAM

---

6 Avedis Donabedian legte mit seinen Arbeiten den Grundstein für das moderne Qualitätsdenken im Gesundheitswesen. Er unterschied zwischen den drei Qualitätsdimensionen Struktur (z.B. Infrastruktur, personelle Ressourcen, vorhandenes Wissen), Prozess (z.B. Behandlungsrichtlinien, Vorschriften, Abläufe) und Ergebnis (z.B. Gesundheitszustand, Lebensqualität, Patientenzufriedenheit). Vgl. Kap. «Industrielle Verankerung der Qualitätsidee – vom Auto zum Patienten», S. 27.

war Qualität eine Idee, welche die hausärztliche Arbeit implizit begleitet und sich entlang der gesellschaftlichen und sozialen Kontexte immer aktiv weiterentwickelt.

Im Rahmen der europäischen Gesellschaft für Qualität in der Hausarztmedizin EQuiP[7] hat eine internationale Forschergruppe unter Mitwirkung von Schweizer Hausärzten die EUROPEP[8]-Studie (1994–1998) durchgeführt und ein Qualitätsmessinstrument für Hausärzte entwickelt. Anhand von 23 international validierten und standardisierten Fragen konnten Patienten in circa 20 Ländern ihren Hausarzt anhand von fünf Aspekten von Qualität (Kommunikation und Beziehung, medizinisch-technische Betreuung, Information und Unterstützung, Kooperation und Kontinuität, Praxisorganisation und Erreichbarkeit) beurteilen.

Auf dem Boden dieser grossen Studie hat der Schweizer EQuiP-Delegierte, der Hausarzt Beat Künzi, für die Schweiz das Qualitätsmessinstrument «QualiDoc» entwickelt. Nach einem erfolgreichen Pilotversuch mit den SGAM-Kadern wurde von den Hausärzten Beat Künzi und Walti Oswald 1999 die Gesellschaft SwissPEP gegründet. Im Jahr 2000 wurde die SGAM nach intensiven und kontroversen Diskussionen unter ihren Mitgliedern mit einem 30%-Anteil Mitaktionärin von SwissPEP.

Trotz intensiven Förderungsmassnahmen durch die SGAM blieb der Widerstand unter den Hausärzten gegen dieses Evaluationsinstrument gross. Die Meinung der Patienten als alleiniger Qualitätsindikator war den meisten zu wenig aussagekräftig. Zudem wurde das mit QualiDoc erstellte «Benchmarking»[9] kritisiert: Der Vergleich der eigenen Praxis mit anderen Hausarztpraxen be-

---

7 *European Society for Quality and Safety in Family Practice.*
8 *European Project on Patient Evaluation of General Practice Care.*
9 Benchmarking bezeichnet ein aus der Wirtschaft stammendes Verfahren, dessen Ziel «der kontinuierliche Vergleich von Produkten, Dienstleistungen sowie Prozessen und Methoden mit (mehreren) Unternehmen [ist], um die Leistungslücke zum sog. Klassenbesten (Unternehmen, die Prozesse, Methoden etc. hervorragend beherrschen) systematisch zu schliessen. Grundidee ist es, festzustellen, welche Unterschiede bestehen, warum diese Unterschiede bestehen und welche Verbesserungsmöglichkeiten es gibt»; vgl. http://wirtschaftslexikon.gabler.de/Archiv/2297/benchmarking-v7.html [11.3.2015].

rücksichtige die Besonderheiten von Praxisstandort, der spezifischen ärztlichen Tätigkeit und des Patientenstamms (z.B. ‹teure› polymorbide Patienten oder AIDS-Patienten) zu wenig. Dass die Resultate später nicht mehr per Brief an die teilnehmenden Ärzte verschickt, sondern an spezifischen Workshops vermittelt wurden, vermochte die Akzeptanz von QualiDoc nicht zu steigern. Hinzu kam, dass die Erhebung teuer war und selber getragen werden musste.

QualiDoc kam nicht auf die nötigen Touren. Bereits 2004 zog sich die SGAM wieder aus SwissPEP zurück. Beat Künzi und Walti Oswald führten SwissPEP/QualiDoc noch eine Weile weiter. Vor allem Managed-Care-Gruppen liessen sich messen, weil die Qualitätskontrolle integraler Bestandteil ihrer Geschäftsmodelle ist. Irgendwann gaben sie QualiDoc auf.

Herzlich, Bruno

Industrielle Verankerung der Qualitätsidee – vom Auto zum Patienten

Lieber Bruno   15. Juli 2013

Du erwähnst die Donabedian'sche Trias, die zur Qualitätsmessung eingeführt wurde. Der Arzt Avedis Donabedian liess sich von den Qualitätsbestrebungen in der Industrie, welche in den 1940er Jahren aufkamen, inspirieren und entwickelte auf die Medizin und Pflege ausgerichtete Qualitätskonzepte.

Donabedian war fasziniert von den Qualitätsprogrammen von William E. Deming, welche zum Ziel hatten, die industriellen Produktionsabläufe effizienter zu gestalteten und zu grösserem wirtschaftlichem Erfolg zu führen. Die Ansätze von Donabedian und Deming wurden äusserst euphorisch aufgenommen. Deming wie Donabedian erlangten den Status sogenannter Qualitätsgurus und prägten die weitere Qualitätsentwicklung bis heute.

Was es bedeutet, dass die aktuellen Qualitätskonzepte und -instrumente in der Medizin aus dem industriellen Kontext stammen, wird kaum je thematisiert. Gerade dieser Ursprung liefert jedoch meiner Ansicht nach eine zentrale Antwort auf die Frage, weshalb Qualität so kontrovers diskutiert wird und weshalb dabei so viel aneinander vorbeigeredet wird. Am Beispiel zweier Grundsätze aus Demings Qualitätsgerüst möchte ich diese Divergenz aufzeigen:

Deming setzte auf den Grundsatz, dass die Eliminierung von Varianz zu Optimierung von Abläufen (Prozessqualität) führt und die Automobilproduktion so effizienter gestalten sollte. Was im Bereich der Autoteile Sinn machte, ist in der Medizin nur bedingt anwendbar. Während jedes Auto einem Autotyp entspricht und dieselben Masse und Eigenschaften aufweist, verhält es sich mit Patienten und Krankheiten anders. Hier ist die Varianz die Norm.

Auch wenn die Medizin ohne Verallgemeinerungen, Vergleiche und Richtlinien nicht denkbar wäre, so hat es die Ärztin oder der Arzt doch jedes Mal mit einer einzigartigen Situation zu tun. Aus diesem Grund können aus der Industrie stammende Standardisierungsgrundsätze nicht eins zu eins auf die hausärztliche Praxis übertragen werden. In medizinischen Fachrichtungen wie der Chirurgie hingegen konnten Qualitätskonzepte aus der Industrie und der Aviatik erfolgreich angewendet werden. In der Hausarztmedizin verlaufen die Anwendungen von standardisierten Modellen weitaus zäher oder gelingen gar nicht.

Ein weiterer Grundsatz ist die *outcome*- bzw. Ergebnisqualität. Auch hier ist es nachvollziehbar, dass bei der Fertigung von Automobilen eine standardisierte, serielle Produktion angewendet werden kann. Die Ergebnisqualität kann gemessen werden, beispielsweise die Dimensionen Sicherheit, Benutzerfreundlichkeit oder Energieverbrauch.

Was aber ist die Ergebnisqualität einer medizinischen Behandlung, und wie ist sie zu messen? Oft geistern hier unscharfe Begriffe wie Lebensqualität oder Patientenzufriedenheit herum. Natürlich gibt es zahlreiche Behandlungen in der hausärztlichen Praxis, bei denen die Frage nach der Messbarkeit ebenfalls relativ klar – bitte korrigiere mich, wenn ich das zu einfach sehe – beantwortet werden kann: Bei der Behandlung einer Angina oder dem Vernähen einer einfachen Wunde ist die Ergebnisqualität eindeutig. Schon bald aber wird es komplexer, je vielschichtiger und vielgestaltiger die Symptome oder Krankheitsbilder werden.

Wie lässt sich die Ergebnisqualität bei chronischen oder polymorbiden Patienten bestimmen? Wie bei einer suizidalen Patientin?

Herzlich, Andrea

Liebe Andrea   17. Juli 2013

Vielleicht wäre es dienlich, zur Illustration der Komplexität der Ergebnisqualität ein Beispiel anzufügen. Hättest Du dazu eine Interviewpassage aus Deiner Datenerhebung?

Herzlich, Bruno

Lieber Bruno   18. Juli 2013

Im Rahmen der Gespräche im Qualitätszirkel und bei meiner Datenerhebung konnten wir viele Narrationen – ausführliche und kontextualisierende Fallgeschichten – zusammentragen. Jede Narration würde sich als Beispiel eignen. Hier bringe ich eine Narration eines Hausarztes einer Agglomerationsgemeinde an. Sie bringt die biopsychosoziale, personenzentrierte Dimension Eurer Arbeit zum Ausdruck. Ich habe diese Fallgeschichte ausgewählt, weil sie zeigt, wie rein ‹technisch› alles gut laufen kann, das Lebenssystem des Patienten aber derart die Behandlung beeinflusst, dass die Bestimmung der Ergebnisqualität stark erschwert wird. Die Personenangaben und Ortschaften dieser Narration sind anonymisiert:

> Es geht um einen 54-jährigen Mann, welchen ich seit drei Jahren wegen eines Diabetes Typ II behandle. Eigentlich nicht der typische Typ-II-Diabetiker, der Mann ist sehr schlank und in seinen Lebensgewohnheiten (Essen und Bewegung) sehr diszipliniert. Die medikamentöse Einstellung des Diabetes lässt auch nichts zu wünschen übrig. Bei den Konsultationen stellt Herr K. jeweils sehr differenzierte Fragen und legt mir ausführliche Dokumentationen seiner Blutzuckermessungen vor. Vor zwei Jahren hat er seine Stelle in einer leitenden Funktion verloren – aus strukturellen Gründen. Mit einer neuen Stelle hat er sich fast ein Jahr Zeit gelassen […] Aktuell arbeitet er wieder bei einem grösseren Konzern, wo er einen neuen Geschäftszweig aufbauen soll. Anlässlich einer Konsultation hat er mir erzählt, dass er durch eine schwere Erkrankung seines 24-jährigen Sohnes, welcher nach einem Unfall mit einem Wachkoma im Spital liege, stark belastet sei. Ich kenne diesen Sohn ebenfalls von Bagatellerkrankungen, habe ihn aber seit Jahren nicht mehr gesehen. Auf den Wunsch meines Patienten hin habe ich mit seiner Ehefrau gesprochen, welche unter der Situation noch mehr leide. Mittlerweile ist der Sohn aus seinem Wachkoma erwacht und in eine Rehabilitationsklinik nach Y verlegt worden, wo er offenbar gewaltige Fortschritte gemacht hat. Vor kurzem erhalte ich einen Bericht des Spitals X, wonach der 22-jährige, jüngere Sohn der Familie notfallmässig ambulant behandelt werden musste wegen leichteren Prellungen, nachdem er vom Vater geschlagen worden sei […] Die Tatsache, dass mein Patient zu Hause schlägt, lässt mich aufhorchen. Später sehe ich auch wieder die Ehefrau von Herrn K., welche erklärt, mit den Nerven völlig am Ende zu sein, nicht nur wegen der Belastung durch ihren hospitalisierten älteren Sohn, sondern auch wegen der Spannungen mit ihrem Ehemann. Dieser verhalte sich verbal aggressiv gegen sie, habe auch zu wenig Ver-

ständnis für die Situation des hospitalisierten Sohnes, mit dem er sich schon seit Langem nicht mehr gut verstanden habe.

Bei einem nächsten Gespräch äussert auch Herr K., psychische Probleme zu haben, wie er sie von sich sonst nicht kenne. Er leide unter Schlafstörungen, sei zu Hause unduldsam (die Episode mit seinem jüngeren Sohn erwähnt er nebenbei) und könne seiner Frau nichts mehr recht machen. Gleichzeitig werde am Arbeitsplatz voller Einsatz und viel Innovation erwartet, nur so sei seine Anstellung überhaupt zu rechtfertigen. Die Probleme mit dem hospitalisierten älteren Sohn seien viel massiver, als er mir bisher berichtet habe. Dieser leide an einem Frontalhirnsyndrom, sei enthemmt, sprunghaft und aggressiv, eine Rehabilitation sei kaum mehr möglich [...] In seinem Tagesablauf sei er völlig undiszipliniert. Leider könne er sich völlig auf seine Mutter verlassen, welche aus dem Bauch heraus reagiere, ihm jeden Wunsch erfülle und auch ständig auf Telefonanrufe aus Y antworte.

Herr K. hat im Moment eine enorme zeitliche Belastung: Morgens fährt er von X in den Kanton Z, wo sein Arbeitsplatz ist, abends nach Y zu seinem Sohn zu Besuch, dann zurück nach X. An Wochenenden besorge er noch seine Wäsche, da seine Frau sich im Moment völlig von ihm zurückgezogen habe.

Ich telefoniere beim zuständigen Arzt des Sohnes in Y, und er bestätigt mir im Wesentlichen die Version des Vaters: Der Sohn sei kaum mehr führbar, schlage Therapeuten, verweigere sich in Gesprächen, unterlaufe Vereinbarungen zusammen mit der Mutter. Ziel des Sohnes sei, so schnell wie möglich nach Hause zurückzukehren. Auffällig sei auch, dass bei ihm ein Umfeld von Gleichaltrigen, die Freundin und Kollegen, fehle. Leider kann ich dem Arzt in Y zu diesem Punkt [zum erweiterten sozialen Umfeld] keine weiteren Angaben machen, denn ich habe den Sohn von K. nur wegen Bagatellerkrankungen behandelt. Der Arzt erklärt, dass sie ihn wohl oder übel entlassen müssen, obwohl er einer Rehabilitation zu Hause nur geringe Chancen einräumt. Bei der Betreuung zu Hause sei der Sohn dann auf meine Mithilfe und ‹Ortskenntnisse› angewiesen. Der Sohn müsse wegen seiner Sprunghaftigkeit rund um die Uhr begleitet werden. Telefonisch teilt mir Herr K. mit, welche Betreuungslücken noch zu füllen seien. Wahrscheinlich wäre es auch gut, wenn der Sohn mich wieder sehen könnte. Ich erkundige mich also telefonisch und bei meinem medizinischen Netzwerk nach geeigneten Therapie- und Betreuungsmöglichkeiten.

Eigentlich betreue ich nur Herrn K. wegen seines Diabetes, welcher keine therapeutischen Herausforderungen stellt, aber bald zum Randproblem geworden ist. *Off the record* geht es aber um die ganze Familie, welche durch ihren kranken Sohn massiv belastet ist und in der durch den Unfall wahrscheinlich auch alte Familienkonflikte aufgebrochen sind.

Wie diese Narration verdeutlicht, stimmt das Diabetesmanagement, aber es kommen neue Anforderungen aus dem Lebenssystem des Patienten dazu. Wie mir viele Hausärzte berichteten, spielen die lebenskontextuellen Problematiken bei den Patienten oftmals eine wichtige Rolle. Manchmal sind sie, wie im vorangehenden Beispiel, wichtiger als der ursprüngliche Grund für die Konsultation des Hausarztes. Und manchmal kann eine Krankheit erst dann erfolgreich behandelt werden, wenn die Kontextsituation besprochen und bearbeitet werden kann. Dies steht im Gegensatz zur Industrie, wo die Standardisierung von Abläufen erfolgt, um ein vorausbestimmtes Ziel zu erreichen.

Herzlich, Andrea

Qualitätszirkel

Liebe Andrea 24. Juli 2013

2010 hast Du einen Artikel in der «Schweizerischen Ärztezeitung» (Abraham 2010) über die hausärztliche Vorstellung von guter Medizin publiziert. Du gabst ihm den Titel «Varianz als Norm». Für manche Leser mag dieser Titel provokativ gewesen sein. Uns Hausärztinnen und Hausärzten hat er sofort eingeleuchtet. Die drei Worte sagen, was wir täglich erleben. Hausärztliche Qualität kann wegen ihrer Komplexität nicht mit herkömmlichen Industriestandard-Methoden gemessen werden.

Dieses damals noch unterschwellige Wissen um die Varianz mag eine Erklärung für den grossen Erfolg der Qualitätszirkel gewesen sein. Ab 1996 hat die SGAM unter dem damaligen EQuiP-Delegierten, Beat Künzi, die ersten Kurse für Qualitätszirkel-Moderatoren angeboten. Die zu jener Zeit gegründeten Qualitätszirkel blieben nicht Strohfeuer, sondern breiteten sich wie ein Flächenbrand über die ganze Schweiz aus. Die meisten existieren immer noch. Und es kamen immer weitere dazu.

Die SGAM hat die Qualitätszirkelarbeit von Beginn weg als Fortbildung anerkannt und sie vollumfänglich – an die gemäss neuer Fortbildungsordnung (1998) der FMH 80 obligatorischen Stunden pro Jahr – angerechnet. Der Berufsverband «Hausärzte Schweiz» (MFE) stellt die Qualitätszirkel heute ins Zentrum seiner Qualitätsstrategie. Alle Managed-Care-Netzwerke erklären die Teilnahme an regelmässigen Qualitätszirkelsitzungen als obligatorisch.

Lass mich das Rad der Zeit kurz in die Entstehungszeit der Qualitätszirkel zurückdrehen. Wir Ärzte wurden Mitte der 1990er Jahre, also rund um die Einführung des neuen Krankenversicherungsgesetzes, mit Qualitätsnachweisanforderungen zugedeckt. Ein erstes kollektives Ohnmachtgefühl wich rasch einer Aufbruchsstimmung. Es galt, Wege zu finden, um unsere Mitsprache zu bewahren oder gar zu stärken. Dafür schienen uns die im europäischen Ausland bereits funktionierenden Qualitätszirkel geeignet. Wir Hausärzte nutzten die Gelegenheit, uns betreffend hausärztliche

Fortbildung von den Spezialisten und Spitalmedizinern zu emanzipieren.

Wir wurden uns bewusst, dass professorale, frontal abgehaltene Fortbildungen aus dem Bereich der Tertiärmedizin, die sich an lediglich 1% (Green et al. 2001; White et al. 1961) unserer Patienten orientieren, wenig ergiebig für die alltägliche Praxis waren. Die vermittelten Inhalte mochten zwar oft informativ sein (Wissen) und gelegentlich zu einer besseren Kompetenz (einem Wissen wie) führen, jedoch kaum je zu einer besseren Performance (Anwendung).

Ganz anders erlebten wir dies im Qualitätszirkel bei einem moderierten, interaktiven Austausch mit unseren Hausarztkollegen, die sich mit gleichen oder ähnlichen Fragestellungen befassen. Diese strukturierte Fortbildung unter Kollegen (Peergroup) und wo nötig mit Beizug von Spezialisten veränderte unser ärztliches Handeln im Praxisalltag. Wenn wir schon den Besuch von obligatorischen Fortbildungsstunden nachweisen mussten, dann sollte daraus ein praktischer Nutzen und Qualitätszuwachs für unseren hausärztlichen Alltag resultieren, für unsere Patienten und unsere eigene Zufriedenheit. Mit dem Qualitätszirkel haben wir die hierarchische Top-down-Fortbildung auf die horizontale Peer-Ebene verlegt und damit demokratisiert.

Ich habe meinen damaligen Brief an meine Hausarztkollegen zur Gründung des Qualitätszirkels Elfenau ausgegraben. Er ist zu lang und zu pathetisch, aber eben ein authentisches Zeugnis der Zeit vor knapp 20 Jahren. Vielleicht muss man ihn für das Buch kürzen oder sogar weglassen. Möchtest Du ihn lesen?

Herzlich, Bruno

Lieber Bruno 25. Juli 2013

Ja, natürlich möchte ich den Brief lesen. Das liefert sicherlich einen guten Eindruck über den gesundheitspolitischen Kontext, in welchem die Qualitätszirkel aufkamen.

Herzlich, Andrea

Qualitätszirkel

Liebe Andrea 26. Juli 2013

Hier also mein Brief vom 17. Mai 1996:

Liebe Kollegin, lieber Kollege

Ihr seid mit mir einig; wir leben heute nicht mehr in einer komfortablen Zeit. Neben der Arbeit mit unsern Patienten haben wir mit allerlei Unbill wirtschaftlicher und politischer Natur zu kämpfen. Neben einem seit Jahren bestehenden Tarifstopp steigen unsere Ausgaben unvermindert weiter an; unsere wirtschaftliche Lage verschlechtert sich zunehmend. Das neue KVG überträgt uns zusätzliche Aufgaben und Pflichten, welche wir vorerst aus unserer Tasche berappen müssen.

Wie Schreckensgespinste können die nachfolgend aufgezählten Stichworte auf uns einwirken: Tarifstopp, GRAT[10] mit seinen lang auf sich warten lassenden Resultaten, Plethora, Abstimmungsniederlage mit der Initiative ‹Ja für einen patientenfreundlichen Medikamentenbezug›[11], Fortbildungsordnung mit 80 obligatorischen Fortbildungsstunden pro Jahr, Laborqualitätskontrolle mit angedrohter Taxpunktsanktionierung, Röntgenqualitätskontrolle und Röntgenprüfung bis spätestens 2005 oder Verlust der Röntgenberechtigung, Praxisassistentinnenausbildung gemäss BIGA mit obligatorischen Lehrmeisterkursen oder Arztgehilfinnenmangel in einigen Jahren, Studentenausbildung, Lehrpraxis für angehende Hausärzte, damit die Vorgaben des neuen Krankenversicherungsgesetzes KVG und der Weiterbildungsordnung WBO zum Facharzt für Allgemeinmedizin erfüllt werden können, Facharztprüfungsexpertenschaft, HMOs, alternative Versicherungsmodelle, Zusammenarbeit mit unsern alten Feinden, den Krankenkassen, und last but not least QUALITÄTSKONTROLLE unseres eigenen ärztlichen Handelns.

Ob all dieser Reizworte könnten wir problemlos ins Lamentieren verfallen und in alle Zukunft unsere Wunden lecken.

Doch was nützt das Klagen? Bleiben wir flexibel und anpassungsfähig, stellen wir uns auf die neue Situation ein, hören wir aktiv auf die Zeichen der Zeit, gehen wir empathisch ein auf die gegebene Situation, lassen wir uns ein auf den Prozess, bleiben wir handlungsfähig, eigenständig, selbstverantwortungsbewusst, selbstsicher und selbstwertbewusst! Besinnen wir uns auf unsere hausärztlichen Stärken! Benutzen wir diese Stärken nicht nur für unsere Patienten, sondern auch für unsere persönlichen und für unsere gemeinsamen Interessen.

10 GRAT: Gesamtrevision Arzttarif, Arbeitstitel für den späteren TARMED.
11 Volksabstimmung vom 12. Juni 1994.

Qualitätszirkel

Qualitätskontrolle tönt auf den ersten Anhieb schrecklich. Es tauchen sofort Ideen auf wie Kontrolle – durch wen? Etwa durch die Krankenkassen, die unsere Tarife schmälern wollen, die unsere Einkommen bedrohen, die Rückforderungen verlangen für unsere persönlich entdeckten Tarifnischen? In die Karten schauen lasse ich mir nicht, schon gar nicht erst von meiner Ärztekonkurrenz, die mich potentiell in meiner Existenz bedroht.

Doch lassen wir das Lamentieren nun wirklich beiseite.

Als wirksamste Methode der Qualitätskontrolle hat sich in unsern Nachbarländern die Institution der Qualitätszirkel bewährt. Eine Gruppe von 12–15 Ärzten trifft sich regelmässig zum Gedankenaustausch auf gleichwertiger PEER-Ebene über ein gemeinsam gewähltes, spezifisches Thema der Allgemeinmedizin. Ein gemeinsam als problematisch erachtetes, allgemeinmedizinisches Gebiet wird ausgewählt. Es wird eine Erhebung des Status quo gemacht. Es werden gemeinsam veränderungswürdige Ziele formuliert. Gemeinsam werden neue Handlungs- und Verhaltensmuster herausgearbeitet. Es folgt eine Reevaluation der neuen Situation. Und – oh Wunder – in der Regel wird sich zeigen, dass sich durch diese interaktive und zielorientierte Form der gemeinsamen Diskussionen ein echter Erfolg für uns und unsere Patienten einstellt.

Fortbildung und Explizieren von implizitem Handeln und Verhalten auf einen Streich. Und – nach dem Überwinden der eventuell anfänglich vorhandenen Beklommenheit – erst noch verbunden mit SPASS.

Die regelmässigen Treffen verbinden uns kollegial, die Aussagen jedes Einzelnen werden streng vertraulich behandelt (wir können mit Vertraulichkeit umgehen). Ein gemeinsames Ziel stimuliert die Beziehung unter uns. Gute und interessante Resultate stärken unsern Selbstwert. Wir bestimmen und erarbeiten unsere Fortbildung selber entsprechend unsern echten Bedürfnissen. Wir holen die Spezialisten dort, wo wir ihr Wissen spezifisch benötigen. Wir integrieren das Fachwissen der Spezialisten in unsere Spezialität der Hausarztmedizin.

Es könnte durchaus resultieren, dass wir weniger an die frontalen Fortbildungsveranstaltungen pilgern müssen, welche von ‹Spezialisten für die Praktiker› angeboten werden, in denen wir aber sehr oft den wirklich praktisch nutzbaren Lerneffekt vermissen. In denen wir in der Regel nicht zu fragen wagen, wo denn genau der Ansatz zur Verhaltens- oder Handlungsverbesserung liegen könnte. Nach denen wir oft denken: Es war interessant, wir haben viele Kollegen getroffen, aber jetzt weiss ich trotzdem nicht, was ich bei meinem nächsten Patienten besser tun könnte als bisher (weil ich gerade im entscheidenden Moment nicht aufmerksam gewesen war oder weil die Anregung eventuell wirklich fehlte?).

Qualitätszirkel erfüllen verschiedene Aspekte: gemeinsames, vertrauliches, respektvoll kritisches Hinterfragen des eigenen ärztlichen Tuns, Fortbildung und in der Regel Verbesserung der Qualität. Die gesetzlichen Anforderungen an die Qualitätssicherung und Fortbildung gemäss Fortbildungsordnung FBO sind auf einen Streich erfüllt. Und die Einsamkeit des praktischen Arztes wird lustvoll beseitigt.

Herzlich, Bruno

Lieber Bruno 28. Juli 2013

Zugegeben: Dein Brief zeugt von viel Pathos und Herzblut. Als ich 2005 die ersten Male Euren Qualitätszirkel besuchte, war mir nicht bewusst, dass Ihr Teil einer eigentlichen Bewegung seid. Ich bin mir bis heute nicht im Klaren, ob mit «Zirkel» die Gruppenformation gemeint ist oder das zirkuläre Vorgehen bei der gemeinsamen Problemlösung und Qualitätsverbesserung.

Qualitätszirkel, wie viele andere Qualitätskonzepte auch, kommen ursprünglich aus der japanischen Automobilindustrie. Die Idee eines zyklisch verlaufenden Reflexions- und Lernprozesses etablierte sich später in vielen Bereichen wie der Bildung oder eben der Medizin. In den späten 1970er Jahren entstanden durch Anregung durch Richard Grol in Holland die ersten Qualitätszirkel. Richard Grol ist eine zentrale Figur in der hausärztlichen Qualitätsbewegung in Europa.

Wie Du erwähnt hast, gründen die Qualitätszirkel auf der Idee, dass das Qualitätsbewusstsein aus der Basis heraus wächst. Zu den Grundprinzipien der moderierten Treffen zählten Kontinuität der Auseinandersetzung durch regelmässige Treffen, Qualitätsverbesserung (z.B. durch Audits, Arbeit an Guidelines, Gruppendiskussionen) und die Freiwilligkeit der Teilnahme. Gerade der letzte Punkt war den Gründerfiguren wichtig. Sie argumentierten, dass nur eine freiwillige Teilnahme zur kritischen Selbstreflexion motivieren würde.

Das Aufkommen der HMO-Praxen und Ärztenetze setzte der freiwilligen Teilnahme zusehends ein Ende. In den HMO-Praxen sind die Qualitätszirkel heute integraler, obligatorischer Bestandteil des betrieblichen Qualitätsmanagements. Auch die Mitgliedschaft in den Ärztenetzen ist an die regelmässige Teilnahme an Qualitätszirkeltreffen geknüpft (zurzeit mindestens acht Treffen pro Jahr).

Die Gespräche mit meinen Interviewpartnern zeigten: Dieses Obligatorium wurde nicht von allen Teilnehmenden begrüsst. Bei den freiwilligen Treffen schätzten sie das Zusammenspiel von Vertrauen und sozialer Unterstützung, denn nur mit Kollegen, denen man vertraut und von denen keine soziale Sanktionierung droht, kann man auch über die eigenen fachlichen Unsicherheiten, Unzulänglichkeiten und begangene Fehler sprechen. Mit der obligatorischen Teilnahme war nicht mehr die eigene intrinsische Motivation die treibende Kraft, sondern die von aussen geforderten Auflagen. Manche Gesprächspartner meinten, dass die neue Form der Qualitätszirkel primär der sozialen Kontrolle und dem *impression management* zuhanden der Versicherer diene und dass der inneren Dynamik weniger Bedeutung zukomme. Auf diese Weise würden zwar klinisch relevante Themen besprochen, aber ohne dass die einzelnen Teilnehmer wirkliche Einblicke in ihre Arbeitsweise gewährten.

Die interviewten Hausärzte fassten zusammen, dass die Qualitätszirkeltreffen weiterhin die gleichen Ziele verfolgen, diese bei den Treffen in ihrer neuen, obligatorischen Form aber nicht alle gleich gut umgesetzt werden. Aspekte, die aus ihrer Sicht weiterhin Berücksichtigung finden, sind beispielsweise die Objektivierung von Fällen (Distanz gewinnen), die Rückmeldungen zu spezifischen Fragen, der Vergleich der eigenen Arbeitsweise mit jener der anderen und die Aneignung von neuem Wissen. Zu kurz geraten tendenziell Diskussionen über Unsicherheit und Fehler, emotionale Unterstützung und Psychohygiene.

Mich würde dies noch besonders interessieren: Wie ich gelesen habe, war in den Anfängen der Qualitätszirkel das zyklische Vorgehen (Fragestellung, Veränderung, Evaluation, Reevaluation) für die Qualitätsverbesserung zentral. Wie seid Ihr das damals angegangen, welche Fragestellungen habt Ihr z.B. gewählt? Und weshalb habt Ihr Euch dann wieder von dieser Vorgehensweise gelöst?

Herzlich, Andrea

Liebe Andrea   4. August 2013

Weshalb haben wir uns von der streng zyklischen Vorgehensweise bei der Qualitätszirkelarbeit gelöst? Lass mich etwas ausholen, um Deine Frage zu beantworten.

Qualitätszirkel sind autonome, komplex adaptive Systeme. Das gilt für die Qualitätszirkel und auch für die Qualitätszirkelbewegung selbst, die in der Schweiz von der SGAM initiiert und von einer Arbeitsgruppe betreut wurde. Das bedeutet, jeder Qualitätszirkel entwickelt und organisiert sich selber entlang weniger Richtlinien, die für alle Qualitätszirkel gelten. Diese allgemeinen Richtlinien wurden von der Tutorengruppe für die Ausbildung von Qualitätszirkelmoderatoren der SGAM definiert.

Im Folgenden fasse ich die wesentlichen Elemente eines Qualitätszirkels zusammen, wie sie von der Tutorengruppe im «PrimaryCare» 2005 publiziert wurden.

Diese Richtlinien mit empfehlendem Charakter wurden damals am breitesten und nachhaltigsten akzeptiert:

> Grösse von idealerweise 5–12 medizinischen Berufsleuten mit vergleichbarem professionellem Hintergrund; Erfahrungsaustausch unter gleichberechtigten ExpertInnen (Peers); Leitung durch einen ausgebildeten Moderator und eventuell durch einen Co-Moderator; Kontinuität mit mindestens 6 Treffen pro Jahr à 1–2 Stunden; Protokoll der Treffen; themenzentriertes erfahrungsbezogenes und strukturiertes Arbeiten zur kritischen Beurteilung und Verbesserung von Haltungen und Abläufen in der Praxis in klinischen, organisatorischen und/oder kommunikativen Bereichen.

Diese Vorgaben fanden weniger konsequenten Rückhalt:

> Verwendung von effizienten didaktischen Methoden; Recherchieren von empirischen, beispielsweise EBM-gestützten Daten, Guidelines oder Konsenspapieren; strukturierte Praxisevaluationen; Fehlerbearbeitung; Konfrontation mit der persönlichen Erfahrung, der inneren Evidenz der Teilnehmer; Dokumentation der Veränderungen.

Diese noch weiter führenden Vorgaben fanden kaum Widerhall, wie z.B.:

> Strukturierte Feedbacks zu den geplanten Veränderungen; regelmässige Publikationen; Mitarbeit bei Forschungsprojekten; Einbezug von medizinischem Nachwuchs; Überarbeitung von Konsenspapieren und Guidelines

auf ihre Praxistauglichkeit (critical appraisal); Praxisüberprüfungen (assessment).

In derselben Veröffentlichung zuhanden der Moderatoren bemerkten die Autoren:

Als beste Voraussetzungen für die Qualitätszirkelarbeit erwiesen sich die freiwillige Teilnahme und Selbstbestimmung (Grol und Lawrence 1995). Als effizient und beliebt zeigten sich das Debattieren, das bewusst kontroverse Diskutieren, die Konsensfindung, die Intervision, das «peer reviewing», das Brainstorming, das zirkuläre Denken, die Arbeit mit bewusstem Einbezug der emotionalen Ebene, die Selbstbeobachtung gefolgt vom Austausch im Zirkel, das reflexive professionelle Aufarbeiten einer Situation, der gezielte Beizug von Experten, das Lernen in der Wiederholung mit «Booster»-Effekt.

[...] Als potentiell behindernd, wenn auch nicht mit Ausschlusscharakter wurden folgende Umstände beurteilt: Abhängigkeitsverhältnisse unter den Mitgliedern (z.B. Chefarzt und Assistent, Arzt und MPA); fehlende Arbeitsteilung; finanzielle Abhängigkeit von einer Organisation mit inhaltlichen Interessen (Pharmafirma, Netzwerk, Managed-Care-Organisation usw.); sanktionierende Auswirkungen der Qualitätszirkelteilnahme bzw. Nichtteilnahme; externe inhaltliche Vorgaben.

Die freiwillige Teilnahme ist also keine unabdingbare Grundvoraussetzung für das Gelingen. Auch Qualitätszirkel mit obligatorisch teilnehmenden Mitgliedern können sehr gute Arbeit leisten, sofern die oben beschriebenen Merkmale berücksichtigt werden. In jedem Fall entscheidend ist, dass ein gewisses Klima der Vertraulichkeit und der Offenheit entsteht. Und dass den Diskutierenden keine Sanktionen drohen.

Nun komme ich zur Beantwortung Deiner Frage, weshalb wir in unserem Qualitätszirkel, wie übrigens die meisten anderen Qualitätszirkel auch, bereits früh vom ursprünglich angedachten Zirkelprozess abwichen. Dieser ideale Prozess erwies sich als zu aufwendig und einschränkend.

Als erstes Thema wählten wir in unserem Qualitätszirkel die Osteoporose. Dabei sind wir wie bei einem Forschungsprojekt vorgegangen. Wir haben aus unseren Krankengeschichten quantitativ bestimmt, wie wir bis anhin mit dem Thema umgegangen sind. Daraus entstand letztlich ein Merkblatt, mit Hilfe dessen wir mit wenigen Fragen uns selbst und auch unsere Patienten und Patientinnen mit erhöhtem Osteoporoserisiko sensibilisieren konnten. Diese Arbeit haben wir in «Ars Medici» publiziert.

Das Vorgehen war sehr interessant und lehrreich, aber langfädig und ermüdend. Wir hatten den Wunsch nach mehr Flexibilität. Die brainstormartige Suche nach einem neuen Thema erwies sich immer wieder als lustvoll und lebendig. Die Punkte des Qualitätszirkelprozesses flossen in diesen komplexen Austausch alle irgendwie mit hinein. Allein schon in diesem wenig strukturierten Kurzaustausch lag ein hoher Lerneffekt. Alle liebten diese kreativen Momente. Diese Erfahrung mag zu einer freieren und komplexeren Handhabe des linearen Qualitätszirkelprozesses geführt haben.

Herzlich, Bruno

Lieber Bruno 10. August 2013

Vielen Dank für Deine Ausführungen, die ich mit grossem Interesse gelesen habe. Im Rahmen meiner teilnehmenden Beobachtungen fiel mir auf, dass Eure Treffen nicht strukturlos verliefen, sondern eine Systematik hatten. Was sagst Du dazu? Und wie würdest Du sie beschreiben?

Herzlich, Andrea

Liebe Andrea 12. August 2013

Die verschiedenen Punkte des Qualitätszirkelprozesses werden nicht nacheinander besprochen, sondern fliessen ineinander. Bei der Erhebung des Status quo zu einem gewählten Thema werden meistens mehrere faszinierende Fallgeschichten erzählt. Diese beleuchten, dass die ‹gleiche› Problematik in jeder Situation etwas anders aussieht.

Bereits hier findet ein moderierter Austausch über unterschiedliche patientenzentrierte Vorgehensweisen und entsprechend gute oder schlechte Erfahrungen statt. Individuelle Unsicherheiten, eigenes Fehlverhalten und bedeutsame Zwischenfälle werden besprochen. Die Narrationen lösen bei den anderen Teilnehmenden Erinnerungen an eigene Fallgeschichten aus. Theoretisches Wissen und praktische Erfahrungen aller Teilnehmerinnen und Teilnehmer fliessen ein. Aus dieser komplexen abgleichenden Auseinandersetzung resultiert infolge der eigenen emotionalen Betroffenheit ein hoher Lerneffekt für alle. Jeder lernt das, was er selber braucht. Jeder führt danach dort Veränderungen ein, wo diese aus seiner Sicht angebracht sind. Der gute Vorsatz, den Qualitätszirkelprozess zu schliessen, indem nach einigen Monaten analysiert wird, welche Veränderungen sich beim behandelten Thema ergeben haben, wird kaum je durchgeführt. Neue Themen ziehen die Gruppe in ihren Bann.

Der Qualitätszirkel ist autonom, aber nicht autistisch. Wo nötig, ziehen wir einen Spezialisten oder eine Spezialistin bei. Oder ein Teilnehmer oder eine Teilnehmerin mit hohem Wissensstand in einem spezifischen Gebiet hält einen Vortrag. Einmal gewählte Themen bearbeiteten wir an mehreren Treffen oder aber nur kurz, das ist jeweils abhängig von der Resonanz.

Damit sich unsere Leserinnen und Leser ein Bild machen können, zähle ich hier einige Themen auf, die wir seit 1996 an über 160 Qualitätszirkeltreffen behandelt haben. Es sind alles für den hausärztlichen Praxisalltag relevante Themen: Osteoporose (Publikation in Ars Medici), Zusammenarbeit zwischen Hausärzten und Spitalärzten (Publikation in PrimaryCare, Kissling & Wiprächtiger 2000), Wissenstransfer in die Praxis, Informationsmanagement, der Wert unserer Arbeit, Umgang mit dem TARMED, Physiotherapieverordnungen, säumige Zahler, Komplexität – hausärztliche Qualität unter Berücksichtigung der *soft facts*, anthropologische Sicht auf die Hausarztmedizin, Impfungen und Reiseimpfungen, Überweisungsstrategie, Überweisungsverhalten, gegenseitige Praxisbesuche, Tumor-Screenings – quartäre Prävention, Netzwerke, Vitamin-D-Mangel, PSA-Screening (prostataspezifisches Antigen), Borreliose, Schulteruntersuchung, Diabetes mellitus, Grosspraxen, Prävention des ärztlichen Burn-outs, erweiterter Einsatz der Medizinischen Praxisassistentin (MPA), neue orale Antikoagulantien (Blutverdünner), sexuell übertragbare Krankheiten, Migration und Gesundheit, *end of life* – Begleitung von Patienten am Lebensende,

Intuition in der Sprechstunde, neue Inhalantien, Antidepressiva, Management von Nachkontrollen etc.

Insbesondere das Thema der Komplexität hat uns sehr lange beschäftigt und hat einige Folgeprojekte ausgelöst. Was ist mit Komplexität gemeint? In der Sprechstunde begegnen sich Arzt und Patient als zwei autonome komplex adaptive Systeme. Gemeinsam erarbeiten sie eine patientenzentrierte – für den Patienten annehmbare – Lösung. Auch wenn diese von den EBM-basierten Guidelines und der Schulmedizin abweicht, liegt hier im gemeinsam geplanten Vorgehen für den individuellen Patienten in seiner spezifischen Situation die hausärztliche Qualität. Wie ist diese Qualität nachweisbar?

In narrativen Berichten lassen sich diese individuellen Vorgehensweisen und die daraus resultierende Qualität am besten darstellen und erklären. Quantitative Forschungsansätze werden diesen komplexen Situationen nicht gerecht und greifen zu kurz. Gefragt ist qualitative Forschung, wie sie beispielsweise in der Sozialanthropologie verwendet wird. Aus dieser Erkenntnis entsprang der Kontakt zu Dir. Deine Dissertation und dieses Buch entstanden in diesem Zusammenhang. Und ausserdem inspirierte die Diskussion über die Komplexität unser Qualitätszirkelmitglied Sylviane Gindrat, Ärztin, Sozialanthropologin und Filmemacherin, zu ihrer Dokumentarfilm-Trilogie «Am Puls der Hausärzte». Mit filmischen Mitteln gelingt es ihr hervorragend, die Komplexität und die *soft facts* in der Hausarztmedizin zu zeigen.

Herzlich, Bruno

Lieber Bruno 15. August 2013

Du schilderst die Zusammenarbeit im Qualitätszirkel als sehr harmonisch. Ich habe Euch in den Jahren, in denen ich an den Treffen anwesend war, tatsächlich nicht anders erlebt. Im Gegensatz zu anderen Qualitätszirkeln, von denen mir Hausärzte und Hausärztinnen anlässlich meiner Forschungsarbeit berichteten, gab es bei Euch weder Konkurrenz noch ideologische Differenzen bezüglich der medizinischen Grundhaltung. Aber es gab doch auch Spannungsmomente, die ich erwähnenswert finde.

So war die Auseinandersetzung mit der Komplexität nicht für alle Mitglieder gleich spannend. Nicht alle konnten und/oder wollten sich in gleichem Masse in die manchmal etwas theorielastige Auseinandersetzung hineinbegeben. Dies zeigte sich an zunehmenden Absenzen. Als das Thema nicht mehr explizit behandelt wurde, waren einige Mitglieder nicht unglücklich. Was ich aber interessant gefunden habe, war, dass bei den meisten Fragestellungen – Du hast einige davon aufgezählt – Komplexität weiterhin implizit ein Thema blieb.

Auch über die Arbeitsweise Eures Qualitätszirkels bestand nicht immer Einigkeit. Ein Mitglied äusserte bei der Sammlung neuer Themen den Wunsch, den zyklischen Prozess wieder aufzunehmen, um die Auseinandersetzung tiefer und nachhaltiger gestalten zu können. In einem Mail schrieb das Mitglied:

> Ich hätte Interesse an einem längerfristigen Projekt [...] Einzelne Themen sind zwar auch spannend, wir bleiben dabei aber etwas an der Oberfläche und schöpfen das Potential unserer Erfahrungen zu wenig aus. Der Zirkelschluss – wie wir das Erarbeitete in der Praxis dann tatsächlich umsetzen – interessiert mich besonders. Wie vollziehen sich Veränderungen in unserer Optik, in unserem Handeln, in der Beziehung zur Patientin? Was steht dem entgegen?

Auf die Frage wurde nicht eingegangen. Es schien, dass die Mehrheit des Qualitätszirkels mit der punktuellen und nicht abschliessenden Behandlung der Themen zufrieden war und keine langfristige Auseinandersetzung suchte. Das entspricht wohl dem Trend der Qualitätszirkel, wie Du ihn geschildert hast.

Herzlich, Andrea

Liebe Andrea   16. August 2013

Du hast Recht. Wir waren uns nicht immer einig, wie der Qualitätszirkel arbeiten soll. Trotzdem gab es kaum Austritte. Was glaubst Du, hat unsere Gruppe trotz der langen Auseinandersetzung mit der Komplexität und den unterschiedlichen Vorstellungen über die Tiefe der Themenbearbeitung nachhaltig zusammengehalten?

Herzlich, Bruno

Qualitätszirkel

Lieber Bruno   17. August 2013

Ich denke, der Kitt Eures Qualitätszirkels liegt in seiner spezifischen Art des Austauschs. Jedes Mitglied kann sich zu jedem Thema persönlich einbringen, über seine Erfahrungen und Emotionen sprechen. Alle Teilnehmer hören aufmerksam zu und geben ein Feedback. Bei jedem Thema habt Ihr Brücken zwischen der evidenzbasierten Medizin und Eurem persönlichen medizinischen Alltag geschlagen und so angewandtes Wissen geschaffen und ausgetauscht. Dies gelang besonders bei den klinischen Themen sehr gut.

Euer Zusammenhalt entsteht meines Erachtens durch das ‹Lernen aus Geschichten›. Die Auseinandersetzung mit allen Euren Themen passierte in narrativer Form, durch Besprechung von Guidelines, durch das Erzählen individueller Fallgeschichten, durch Erfahrungsaustausch, über Berichte von Weiterbildungen und Tagungen oder von Korridorgesprächen zwischen zwei Vorträgen an Kongressen. Auf diese Weise habt Ihr einander Wissen nachhaltig weitergegeben und gespiegelt. Nachhaltig deshalb, weil die Reflexionsprozesse aus den Qualitätszirkelgesprächen der Gruppe dann auch vom Einzelnen in seinen individuellen Praxisalltag übertragen werden konnten.

Dieser an Fallgeschichten gebundene Erfahrungsaustausch verbindet Eure Gruppe und ermöglicht einen kontinuierlichen Lernprozess. Trisha Greenhalgh, die dem an der narrativ-basierten Medizin interessierten Leser bekannt ist, schrieb diesem Austausch von Narrationen in der Medizin einen sozialen Lerneffekt zu. So schreibt sie, dass Lernen und die Weiterbildung nicht nur dadurch gelingt, dass man sich neue Fakten aneignet. Die Fakten werden im Austausch mit Kollegen zu bedeutungsvollen Geschichten. Sie schildert eindrücklich, wie Geschichten das eigentliche Vehikel sind, durch welche Erfahrung interpretiert wird und somit Bedeutung entsteht (Greenhalgh 2007: 288). Ein Hausarzt brachte dies so zum Ausdruck:

> Ja, das allgemeine Statement ist, dass man in diesem Beruf nicht alleine sein sollte [...] Das ist wirklich etwas, das gut ist, wenn man Leute hat, zu denen man Vertrauen hat [...] Es ist gut, wenn das [der Austausch] in Strukturen [...] stattfindet. Dass man auch versucht, ein Netzwerk aufzubauen, mit dem man zusammenarbeitet [...] Für mich entsteht Qualität dort, wo ich etwas lerne [...] vor allem im direkten Kontakt in einem [Qualitäts-]Zirkel

oder an einer Fortbildung. Wenn du lernst, wie jemand anders etwas macht, und auch Ideen bekommst [zu Dingen], die du noch nicht kennst.

Dass Wissen an Fallgeschichten demonstriert wird, ist keineswegs neu. Die Medizin benutzte schon immer Fallgeschichten, um mit ihnen Pathologien, diagnostische Vorgehensweise und Therapien aufzuzeigen. Diese ‹trockenen› Geschichten beschränkten sich aber in der Regel auf minimale Angaben zum Patienten und fokussieren auf die klinisch relevanten Parameter.

Das änderte sich mit der Paradigmenkritik an der modernen Medizin durch die psychosomatische Medizin und die EBM-kritische Bewegung. Nun kam dem vorher als ‹Beigemüse› betrachteten Lebenskontext des Patienten grosse Bedeutung zu. Die «patientenzentrierte Medizin» belebte die Fallgeschichten und hauchte ihnen Emotionen ein. Wir werden auf die patientenzentrierte Medizin noch später zurückkommen.

Kittend wirkt aus meiner Optik auch Eure kontinuierliche selbstreflexive Auseinandersetzung mit Unsicherheiten und Fehlern. Für mich als Aussenstehende waren das immer eindrückliche Momente. Ich denke, es sind diese Elemente, die Euren Zirkel zusammenhalten und ihm seinen fachlichen und menschlichen Tiefgang geben.

Herzlich, Andrea

Liebe Andrea   18. August 2013

Was war das Eindrückliche an unserer Auseinandersetzung mit Unsicherheiten und Fehlern? Kannst Du dazu noch mehr sagen?

Herzlich, Bruno

Lieber Bruno   20. August 2013

Natürlich lässt sich das zum einen mit einem gewissen Voyeurismus erklären, da man als Laie von der ärztlichen Unsicherheit und auch von Fehlern oft nichts mitbekommt. Es war aber vor allem die Auseinandersetzung über die Entstehungskontexte von Unsicherheiten und Fehlern, der Austausch über die verschiedenen Formen des Umgangs mit diesen Unsicherheiten und Fehlern und die Schlussfolgerungen, die für eine Zuhörerin wie mich lehrreich und eindrücklich waren.

Ich nehme an, dass es auch unter Kolleginnen und Kollegen nicht das Erste ist, über das man spricht. Das spürte man in den Qualitätszirkeltreffen oder in den einzelnen Interviews: Es braucht viel, bis sich jemand öffnet, weil man sich damit verletzlich zeigt und angreifbar macht. Oftmals scheint der Einzelne gerade die Reflexion und den Austausch im vertrauensvollen Kollektiv zu brauchen, nicht die Anonymität von Fehlermeldesystemen. Wie hast Du als Moderator die Fehlerthematisierungen in den Qualitätszirkeltreffen erlebt?

Herzliche Grüsse, Andrea

Fehler und Fehlerkultur

Liebe Andrea   25. August 2013

Du fragst mich, wie ich als Moderator von 99 Qualitätszirkeltreffen (von 1996–2007) die Fehlerthematisierungen erlebt habe. Ich kann mich an keine konkreten Fallgeschichten erinnern. Schwierige Situationen, die für den Berichtenden entweder mit dem Gefühl eines Fehlers oder Beinahefehlers oder zumindest mit einem unguten Gefühl verbunden waren, wurden von der Gruppe immer respektvoll und unterstützend aufgenommen. Nicht selten haben Kolleginnen und Kollegen im Anschluss an die Schilderungen analoge Narrationen vorgebracht. Dies zeigte, dass es sich bei den geschilderten Begebenheiten oft um keine Einzelsituation handelte, sondern um verbreitete Unsicherheiten im Rahmen hausärztlichen Handelns. Das war sicher für alle beruhigend. In der Regel gab man sich damit nicht zufrieden, sondern wählte diese Problematik als neues Thema für den Qualitätszirkel.

Es ist ein Allgemeinplatz geworden, dass man aus Fehlern lernt. Die SGAM eröffnete 2002 nach ihrem Jahreskongress in Lugano zum Thema «Aus Fehlern lernen» eine moderierte Website «CIRSmedical» (Criticial Incident Reporting System). Dort können Fehler, Beinahefehler und *critical incidents* anonym gemeldet und diskutiert werden. Meines Wissens wird diese Website wenig benutzt. Es scheint, dass die Anonymität zwar Schutz vor Strafverfolgung bietet, dass es aber für eine hilfreiche Diskussion über Fehler, die immer mit persönlicher Betroffenheit bis hin zu Schuldgefühlen verbunden sind, auch den emotionalen Kontakt zu einem vertrauensvollen Gegenüber braucht.

Fehler im Medizinalbereich gelten als Offizialdelikt. Wenn ein Arzt eigene Fehler mit gravierenden Folgen für den Patienten im CIRS bekennt und diese trotzdem öffentlich bekannt werden, muss der Fall gerichtlich untersucht werden. Somit werden selbst im CIRS vorsichtshalber nur Beinahefehler oder Fehler ohne wesentliche Folgen für den Patienten gemeldet.

Herzlich, Bruno

Lieber Bruno 2. September 2013

Ich möchte auf den Entstehungskontext und die Etablierung des CIRS, des webbasierten Fehlermeldesystems, eingehen. Das CIRS kommt aus der Aviatik, es wurde entwickelt, um die Arbeit von Piloten und Controllern und die Systemprozesse zu verbessern und damit die Luftfahrtsicherheit zu erhöhen. In der Schweizer Medizin waren die Anästhesisten die Ersten, welche dieses System implementierten. Das war 1995. Einige Jahre später initiierte die FMH, beeinflusst durch die internationale Diskussion zu Patientensicherheit und durch zwei ärztliche Fehler, die in der Schweiz publik geworden waren, eine öffentliche Debatte zu diesem Meldesystem. 2001 wurde eine Arbeitsgruppe[12] gebildet, die den Auftrag hatte, einen Vorschlag für ein nationales Programm zur Verbesserung der Patientensicherheit auszuarbeiten. Der Fokus sollte auf solche Fehlermeldesysteme gelegt werden, mit denen die Patientensicherheit erhöht und an der kontinuierlichen Verbesserung der ärztlichen Tätigkeit gearbeitet werden kann. CIRS kam ab 2002 in der Hausarztmedizin und auch in weiteren Fachgebieten zur Anwendung. Der FMH schwebte vor, durch das CIRSmedical eine neue, positive Fehlerkultur zu etablieren, die ausserdem das gesellschaftliche Vertrauen in die Medizin stärken sollte.

Du hast damals darüber in PrimaryCare geschrieben (Lang & Kissling 2001; Kissling 2002). Man konstatierte einen «Paradigmenwechsel» (Willimann 2003: 763), die medizinische Fehlbarkeit wurde nicht mehr geleugnet, und man versuchte die Fehlbarkeit gleichzeitig zu reduzieren. Das Ziel von CIRSmedical war somit auch, sich von einer Kultur der Scham und der Tabuisierung hin zu einer Sicherheitskultur zu bewegen. Den Initianten war es wichtig, dass Ärztinnen und Ärzte das CIRSmedical nicht als ein ‹von oben› aufgedrücktes Kontrollsystem wahrnahmen, sondern als ein Instrument zur Selbstkontrolle.

Im CIRS können kritische Ereignisse wie Fehler und Beinahefehler in einem anonymen, dekontextualisierten und geschlossenen Raum gemeldet werden. Die Anonymität soll Ärzte vor drohenden

---

12 «Towards a safe healthcare system: proposal for a national programme on patient safety».

Sanktionen durch den Rechtsstaat oder die Ärzteschaft bewahren und wird – so hast Du damals in Deinem Artikel geschrieben – als Voraussetzung für das Funktionieren von CIRS betrachtet. Nebst dem, dass beim einzelnen Arzt ein Reflexionsprozess in Gang gesetzt werden soll, soll das CIRS auch dem ganzen System dienen. CIRS als Plattform soll einen Lern-, Präventions- und Verbesserungseffekt haben, weil nicht nur die Auswirkungen von Fehlern sichtbar gemacht werden, sondern auch deren Entstehungskontext, sei es in fachlicher, kommunikativer oder struktureller Hinsicht. CIRSmedical ist eine lokale Version aus den internationalen Qualitätsdiskursbestrebungen. Diskussionen über Fehler und Fehlbarkeit in der Medizin sollen hier lanciert und eine Sicherheits- und Präventionskultur aufgebaut werden, welche sich nicht nur auf den einzelnen Arzt ausrichtet, sondern auf das ganze System, in dem er arbeitet.

Trotz dieses Systemblicks bleibt der Umstand bestehen, dass alles, was auf einen Fehler folgt, sehr persönlich ist: die ärztlichen Schuld- und Schamgefühle, die Offenlegung und Kommunikation bei Patienten und Kollegen. Im Gegensatz zur Anonymität, auf die CIRS aufbaut, geht es beim individuellen Umgang mit Fehlern um persönlichen und sozialen Austausch.

Herzlich, Andrea

Liebe Andrea 4. September 2013

Hast Du dazu Aussagen aus Deiner Datenerhebung?

Herzlich, Bruno

Lieber Bruno 5. September 2013

Ich habe Hausärztinnen und Hausärzte dazu befragt, wie sie den Moment erleben, nachdem sie einen Fehler begangen haben, und auch wie sie die Situation erleben, wenn sie den Fehler offenlegen oder besprechen. Die Phase der Offenlegung kann für den Arzt sehr stressvoll sein. Hausärzte berichteten, wie sie sich in solchen Momenten schuldig fühlten, sich schämten, sich überhaupt nicht wohl in ihrer Haut fühlten oder schockiert waren. Einige Gesprächspartner schilderten, wie diese Gefühle auch zu einem späteren Zeitpunkt wieder auftreten und die Arbeit prägen. Diese Prägung muss nicht zwingend auf negative Weise Ängste oder Hemmungen zementieren, sondern kann auch zum reflexiven Zwischenhalt führen (van Woerkom 2010: 348). So meinte eine Interviewpartnerin zur Auswirkung von Fehlern auf ihre Arbeit:

> Wenn einem einmal etwas missraten ist, kommen Erinnerungen, Assoziationen und vielleicht Emotionen hoch, die damit verbunden gewesen sind [...] Man nimmt vielleicht einmal einen Herzinfarkt zu wenig ernst, und dann liegt einem ein Patient irgendwo ab und hat das Kammerflimmern, aus dem man ihn nicht mehr herausholen kann. Danach kommen Patienten bei jedem Klemmen [in der Brustregion] auf die IPS. Solche Dinge. Das sind ärztliche Variablen, an denen man selber schon arbeiten muss. Damit man selber zuordnen kann, worum es sich jetzt handelt, und nicht einem Patienten irgendetwas Unsinniges aufbrummt. Das könnte dann ja auch übertrieben sein. Aber es [die Assoziationen] hat eben auch eine gute Funktion als Korrektiv, wenn man etwas vielleicht nicht mehr ganz so richtig einschätzt. Ich lerne am meisten, wo ich etwas verpasst oder nicht sofort entdeckt hatte oder wo es schiefgelaufen ist. Von diesem Mustern kann ich irgendetwas übernehmen, übertragen [...] Es ist schmerzhaft, aber man lernt aus emotional starken Sachen.

CIRS ermöglicht den Umgang mit dem Fehler auf einer übergeordneten Ebene, aber die persönliche Verarbeitung eines Fehlers kann es nicht übernehmen. Während das CIRS zurückhaltend benutzt wird, finde ich interessant, dass es verschiedenen Praxen und Gruppen als Inspiration zur Entwicklung eines eigenen Systems im Umgang mit Fehlern gedient hat.

Zum einen sind da die HMO-Praxen, in denen im Falle eines begangenen Fehlers – so schilderte mir ein Hausarzt in Bezug auf seine Praxis – raschmöglichst eine Gesprächsrunde einberufen wird und der Fehler sowohl in medizinischer als auch in struktureller, juristischer und emotionaler Hinsicht diskutiert wird. Ein weiteres Beispiel: Als in Eurem Qualitätszirkel das CIRS thematisiert wurde, habt Ihr kurz auch darüber gesprochen, dass man nicht nur aus Fehlern lernen kann, sondern auch aus besonders gelungenen Fällen. Hier habt Ihr vom sogenannten PIRS, dem *Positive Incident Reporting System*, gesprochen.

Der Soziologe Charles L. Bosk betonte in seiner ethnographischen Studie über ärztliche Fehler, dass neben dem Fokus auf die Systemebene das Lokale nicht vergessen gehen dürfe. Er schrieb, dass Fehler nicht einfach zählbare Ereignisse sind. Vielmehr muss diskutiert werden, wann etwas ein Fehler wird und wann nicht. So erst entsteht ein Gefühl der professionellen Verantwortlichkeit. Er unterstrich, dass die Definition eines Fehlers einer lokalen Determinierung unterliegt. Das bedeutet, die involvierten Akteure definieren, was ein Fehler ist, sie sind es, die die Entstehung erklären, und sie sind es auch, die die Möglichkeiten sehen, um sie in Zukunft zu vermeiden. Darüber hinaus betont er die Notwendigkeit, die strukturelle Umgebung, in denen Fehler passieren, mitzubedenken (Bosk 2003). Diese beiden Punkte, die lokale und individuelle Definition von Fehlern sowie die Arbeitsbedingungen, in deren Rahmen Fehler entstehen, habe ich in meiner Forschung näher angeschaut.

Herzlich, Andrea

Liebe Andrea   6. September 2013

Vielen Dank für Deine Antwort. Wir sprechen miteinander über die Qualität in der Hausarztmedizin. Dazu gehört, wie wir beide erwähnt haben, unabdingbar auch das Gegenteil von Qualität, die Fehler oder was man als Fehler beurteilt. Es tönt fast etwas paradox, dass ein guter und bewusster Umgang mit Fehlern seinerseits wiederum zu einem bedeutenden Treiber für eine bessere Qualität wird.

Ich möchte nun die «strukturelle Umgebung» von Fehlern, wie Du sie benennst, etwas ausleuchten. Fehler ereignen sich fast nie allein. Sie stehen oft am Ende eines Prozesses mit verschiedenen Schritten. Es werden in der Regel meist mehrere Warnhinweise übergangen, die Korrekturmöglichkeiten geboten hätten, bis es schliesslich zur Katastrophe kommt. Es ist demzufolge zu einfach, den letzten Akteur in der Kette zu beschuldigen.

Bei einer guten Fehleranalyse sucht man denn nicht einfach einen ‹Sündenbock›, sondern man schaut auf jeden Schritt des

Prozesses, an dessen Ende sich ein Fehler ereignet hat. Sehr oft wird man auf Kommunikationsprobleme oder kleine Unterlassungen an den Schnittstellen stossen. Diese gilt es zu erkennen und zukünftig zu vermeiden. Solange Menschen am Werk sind, wird es aber leider immer wieder zu Fehlern kommen. Das ist fast ein Naturgesetz. Ich möchte ein Beispiel bringen:

> Meine Patientin, die ich seit Jahren betreue, kommt wegen seit kurzem aufgetretener Unruhe und Nervosität verbunden mit einer leichten Gewichtsabnahme und Schwitzen in die Sprechstunde. Sie wird wegen einer Schilddrüsenunterfunktion mit dem Schilddrüsenhormon Eltroxin® 0,05 mg behandelt. Die Blutkontrolle ergibt einen viel zu hohen Schilddrüsenhormonspiegel. Eigenartig, denn unter dieser Medikamentendosierung war sie immer gut eingestellt. Die Patientin beteuert, die Medikamente immer genau eingenommen zu haben. Die telefonische Rücksprache mit dem Apotheker ergibt, dass auf meinem letzten Rezept Eltroxin® 0,1 mg (also doppelt so stark wie die sonst verschriebenen Tabletten) stand. Die Apotheke hat dieses stärkere Medikament ausgehändigt. Die Patientin hat weiterhin folgsam eine Tablette pro Tag eingenommen, obwohl es ihr eigenartig aufgefallen war, dass die neue Packung eine andere Farbe hatte. Ich hatte eindeutig und nachweisbar ein fehlerhaftes Rezept geschrieben. Dafür habe ich mich entschuldigt. Doch zudem wurden mehrere Korrekturmöglichkeiten überfahren. Die Apotheke hätte bei mir nachfragen können/sollen, ob ich absichtlich die stärkere Form verschreiben wolle. Die Patientin hätte mich wegen der andersartigen Packungsfarbe und -anschrift anrufen können/sollen, da ich in der Sprechstunde nichts von einer Medikamentenanpassung gesagt hatte. Mit dem betreffenden Apotheker habe ich vereinbart, dass er sich künftig immer melden muss, wenn er Rezepte erhalte, auf denen eine stärkere oder schwächere Tablettenform ohne entsprechenden Hinweis aufgeschrieben ist. Ob ein elektronisches Rezept den Fehler unterbunden hätte, bin ich mir nicht sicher. Auch wenn wir meine Rezepte jetzt noch rigoroser kontrollieren, gibt es gegen diesen Fehler leider kein nachhaltiges Sicherheitskonzept. Es werden immer andere Patienten mit anderen Medikamenten und mit anderen Apothekern betroffen sein. Als Hausarzt bitte ich seither jeden meiner Patienten, sich unverzüglich bei mir zu melden, wenn er eine unabgesprochene Veränderung bei seinen Medikamenten feststellt.

Interessant ist, dass PIRS, das Du erwähnt hast, in unserem Qualitätszirkel nicht wirklich Boden gefunden hat. Offenbar realisieren und registrieren wir gute *outcomes* viel weniger nachhaltig als schlechte. Hier handelt es sich, wie mir scheint, um ein Phänomen unserer Gesellschaft, die sich stark an negativen Ereignissen orientiert.

Fehler im vertrauten Kollegenkreis zu besprechen ist ein Aspekt. Fehler gegenüber dem Patienten zu bekennen, auch wenn er ihn vielleicht selber nicht eindeutig feststellen kann, ist ein weiterer Aspekt. Was haben Deine interviewten Hausärztinnen und Hausärzte dazu gesagt?

Herzlich, Bruno

Lieber Bruno 11. September 2013

Ich finde es sehr gut, noch einen Moment bei konkreten Beispielen von Fehlern zu bleiben, da dieses Thema einen direkten Qualitätsbezug hat, jedoch oft unter abstrakten, schwammigen Begriffen wie «Patientensicherheit» und «Fehlermanagement» abgehandelt wird. Jene Hausärztinnen und Hausärzte, mit denen ich länger über Fehler gesprochen habe, haben vor allem über Hergang und Hintergründe von Fehlern berichtet. Über die Situation, in der der Arzt den Fehler kommuniziert, kann ich nur wenig berichten. Ein Hausarzt betonte, dass er begangene Fehler sofort thematisiert, sich reuig zeigt und sich beim Patienten entschuldigt. In seinen Schilderungen spielt neben dem Nutzen, welchen die Transparenz in der Beziehung zwischen Arzt und Patient hat, auch die juristische Komponente – und das deckt sich mit Literatur, die ich zum Thema gelesen habe – eine grosse Rolle.

So meinte der befragte Hausarzt, dass er auch deshalb die «totale Offenheit» wähle, um ein juristisches Nachspiel zu vermeiden und die Angelegenheit aussergerichtlich regeln zu können. Er bemerkte, dass «der grösste Groll und [die meisten] Klagen passieren, weil sich der Arzt nicht entschuldigt, weil er sich versteckt und die kalte Schulter gezeigt hat». Die Angst vor rechtlichen Konsequenzen scheint auch andere zu beschäftigen. Ein Hausarzt, der in einer grossen urbanen HMO-Gruppenpraxis tätig ist, hat dies am Beispiel von *Walk-in*-Patienten eindrücklich formuliert:

> Das Problem ist, wenn jemand einmal bei dir war, [und] du nicht verstehst, worum es geht, und er wieder geht. Das ist ein unglaublich mühsames Ge-

fühl. Wenn er sagt, dass er bei dem [Arzt] war, und der hat etwas nicht gesehen oder nicht gemerkt, ist das zunehmend ..., [m]an hat zunehmend Angst, dass etwas passiert, das allenfalls juristische Konsequenzen hat. Das hat extrem zugenommen. Zumindest die Angst davor. Ob es dann wirklich realistisch ist, weiss ich nicht so recht.

Der Verschreibungsfehler, der Dir unterlaufen ist, war in einigen Gesprächen Thema. Neben der falschen Setzung des Kommas gab es auch Beispiele von Verwechslungen (ähnlich aussehende Medikamentenpackungen oder ähnlich klingende Namen der Medikamente, z.B. Clarithromycin® anstatt Claritin® oder Fraxiforte® anstatt Fraxiparin®). Ich habe die Fehler, über die mir Hausärztinnen und Hausärzte berichtet haben, in vier Bereiche, in denen sie auftreten können, eingeordnet: Diagnostik, Therapie, Kommunikation und Organisation.

Bei der Diagnostik und Therapie wurde erwähnt, dass es in manchen Fällen sehr schwierig sein kann, den richtigen diagnostischen ‹Einstieg› und die richtigen weiteren Massnahmen wie z.B. den Zeitpunkt für eine Intervention zu finden. Eindrücklich an den Schilderungen war, wie eine falsche Hypothese zu einem fatalen Ausgang führen kann. Für die Bestimmung der Hypothese sind nicht nur klinische Fakten bestimmend, sondern auch der Lebensstil des Patienten, seine eigenen Interpretationen und Äusserungen zum Leiden, die Beziehung und Sympathien zwischen Arzt und Patient. Hinzu kommt die Arbeitsumgebung des Arztes und der Ärztin, die Organisation der Praxisabläufe, die Koordination und Kommunikation bei Überweisungen und Übergängen in andere Institutionen, unvorhergesehene Ereignisse wie Notfälle, telefonische Störungen im Sprechzimmer, Zeitdruck und Hektik, ärztliche Müdigkeit und persönliche Sorgen. Diagnosen werden nie in einem klinischen Vakuum gestellt, Patientinnen und Patienten nie in einem isolierten Rahmen behandelt. Für die Hausarztmedizin bildet dies die charakteristische Arbeitsbedingung.

Neben eindeutigen Fällen gibt es in der hausärztlichen Arbeit oft komplexe Fälle mit polymorbiden und psychosozialen Hintergründen, bei denen es auf ein Abwägen und ein Priorisieren ankommt, wie mir schien. Im Qualitätszirkel habt Ihr dieses Abwägen beispielsweise in Bezug auf die Anzahl von verschriebenen Medikamenten besprochen. Ihr wart alle der Ansicht – und das entspricht auch den Empfehlungen –, dass bei den Therapien Priorisierungen gemacht werden müssen, um die Patienten vor der täglichen Einnahme einer hohen Anzahl von Medikamenten mit möglichen schädlichen Nebenwirkungen zu bewahren. Ein interviewter Hausarzt betonte, dass er nicht die «Summe der Symptome» behandeln könne, da dies zu einer unverhältnismässigen Anzahl von Medikamenten und Kontrollen führen würde. Die Hausärzte schilderten aber auch Abwägungen, welche über die Medikation hinausreichen und welche sie als sehr komplex empfinden.

Herzliche Grüsse, Andrea

Liebe Andrea 15. September 2013

Hast Du hier ein empirisches Beispiel für die verschiedenen Priorisierungen und Abwägungen, die stattfinden können?

Herzlich, Bruno

Lieber Bruno 20. September 2013

Ja, das habe ich. Den Fall einer Patientin, der mich noch lange nach dem Interview beschäftigt hat, schilderte mir eine Hausärztin:

> Das ist für mich irgendwie immer noch ein Misserfolg, muss ich sagen. Weil ich das Gefühl habe, ich habe das nicht gespürt, nicht gesehen, dass sie so am Rand der Kräfte war [...] Es geht um eine randständige Behinderte, die ich zuhause betreut habe [...] Es war ein Seiltanz mit dieser Drogensüchtigen: [Einerseits war es] etwas sehr Schönes, es ging sehr gut. Sie hatte eine HIV-Infektion, die sie immer sehr treu behandelt hat. Und sie war im Rollstuhl, gelähmt, weil sie einmal einen Abszess in der Wirbelsäule hatte [...] Aber sie konnte weiterleben. Wir waren so weit in der Betreuung, [...] dass wir gesagt haben, wir probieren, die Hepatitis C zu [behandeln], das ist auch wieder ein Jahr Therapie mit Interferon, ein Hammerschlag. Sie [...] musste eine Leberprobe entnehmen lassen im Spital. Sie ist dorthin gegangen, und während der Biopsie wurde ihr Hund überfahren. Der Hund war einfach alles [für sie], sie hatte keine Eltern. Und als sie nach Hause ging nach der Leberbiopsie [...] hat sie einfach alle meine Medika-

mente geschluckt, das Methadon gespritzt, alles, was sie in Reserve hatte, und sie ist daran gestorben, daheim, mit 36 Jahren. Weil sie den Hund verloren hatte. Das zeigt auch die Grenzen des medizinischen Handelns. Es ist gut gegangen auf menschlicher Ebene, auf technischer Ebene, auf der Ebene hoch moderner Therapie, aber es scheitert daran, dass der Hund überfahren wird [...] Das ist fast Ironie, aber zeigt ganz klar, wo die Grenzen liegen. Ich habe für diese Patientin ein ganzes Wochenende an einer Hepatitis C-Ausbildung verbracht und habe am Schluss nicht realisiert, dass ihre ganze soziale Situation auf einem einzigen Bein steht: Das ist dieser Hund.

Bei der Interpretation dieser Art von Verläufen habe ich von *borderzones of misconduct* gesprochen, von Grauzonen ärztlicher Fehler. Das sind für mich Situationen, in denen im medizinischen, klinischen Sinn korrekt gehandelt wird, aber wo es Ärztinnen und Ärzte nicht gelingt, die Gesamtheit einer Situation zu erkennen und den Patienten zu erreichen. Es geht um Situationen, wo die Prioritätensetzung des Arztes nicht mit jener der Patienten übereinstimmt. Obwohl die zitierte Hausärztin medizinisch korrekt und nach neusten Erkenntnissen (objektiv) gehandelt hat, ist für sie selber (subjektiv) die menschliche Tragödie ihrer Patientin ein Scheitern, an dem sie sich mitverantwortlich fühlt.

Herzliche Grüsse, Andrea

Liebe Andrea   6. Oktober 2013

Endlich meine Antwort. Ich habe viel um die Ohren. Und dann überlege ich doch wieder, ob es wirklich so viel ist, denn das Viele ergibt keineswegs ein Gefühl von Stress. Es sind alles Dinge, die ich sehr gerne tue. Jedes für sich beansprucht einen gewissen Raum, den ich jedem auch gerne gebe. So kann es manchmal etwas dauern. Ich bleibe vorerst weiterhin bei der Fehlerdiskussion. Aber ich weite nun meinen Blick auf weitere Instrumente, welche die grundsätzliche Fehleranfälligkeit des Medizinalsystems und insbesondere das der Hausarztmedizin günstig beeinflussen können.

Es ist leider unmöglich, dass wir alle Facetten unserer Patientinnen und Patienten erfassen und immer im Auge behalten können. Die Geschichte mit der jungen Frau in ihrer sehr komplexen und kritischen Lebenssituation, die sich nach dem unerwarteten Unfalltod ihres Hundes das Leben nahm, ist sehr traurig. Und sie wiegt für die Hausärztin besonders schwer, da sie sich in einem überdurchschnittlichen Mass um die Patientin gekümmert hat. Ich habe aber Mühe, diesen Suizid als Fehler der Hausärztin einzuordnen. Unsere Verantwortlichkeit hat Grenzen, die wir Ärzte anerkennen müssen. Aber es stimmt natürlich, dass wir die Befindlichkeit unserer Patienten über das rein Medizinische hinaus im Auge behalten wollen und müssen. Es ist wichtig, dass wir klären, ob sich ein Patient in einer Krise befindet und welches soziale Netz, das ihn umfängt und dem er sich jederzeit anvertrauen kann, er hat.

Der Hausarzt ist eine Masche in diesem Netz, er kann aber nicht alleine die gesamte Netzfunktion ausfüllen. Es gibt Instrumente, mit denen wir abschätzen können, ob und in welchem Mass sich ein Patient in einer Krise befindet, z.B. mit Hilfe der «Strukturmomente der Identität»[13]. Die Strukturmomente ergeben den Selbstwert / die Identität. Es handelt sich dabei um Beziehungsfähigkeit und soziale Einbettung, körperliche Befindlichkeit, materielle Sicherheit, Leistungsfähigkeit, Wahrnehmungsfähigkeit, Sinnhaftigkeit und sozialen Einfluss. Selbstwert/Identität ist nichts Absolutes oder Stabiles, sondern befindet sich in einem ständigen Ausbalancierprozess im Spannungsfeld der sieben Strukturmomente. In einer Krisensituation ist es wichtig, gemeinsam mit dem Patienten zu erfassen, welche dieser sieben Elemente tragfähige Ressourcen sind, die zur Stabilität beitragen. Je weniger dieser sieben Elemente eine stützende Funktion erfüllen können, desto grösser ist die Wahrscheinlichkeit einer akuten Krise, die jederzeit entgleisen kann.

Ich möchte mich jetzt der Prävention von Fehlern widmen, insbesondere in den Bereichen der Diagnostik, Therapie und Kommunikation. Dabei steht die Kommunikation im Zentrum fast jedes fehlerhaften Geschehens. Immer wieder zeigt sich, dass der Fehler bei der Kommunikation, insbesondere an einer der zahllosen Schnittstellen im Behandlungsprozess, liegt. So war es ja auch bei

---

13 Von Peter Ryser für praktische Krisenintervention entwickelt, vgl. Satir 2000 (1972), Maslow 2002, Staub-Bernasconi 1983, Petzold & Heinl 1983, Rombach 1993. Siehe im Anhang S. 169.

meiner Patientin mit dem zu starken Schilddrüsenmedikament. Die Kommunikation war gar nicht erst in Fluss gekommen.

Bei jedem Patientenkontakt und auch bei Folgekonsultationen müssen immer wieder der Konsultationsgrund, die Erwartungen sowie der Auftrag des Patienten geklärt werden. Auch wenn man sich schon jahrelang kennt. Zudem ist es unentbehrlich, die Interpretation und Befürchtungen des Patienten zu seinen Symptomen und Beschwerden zu erfassen. Je unklarer diese sind, desto wichtiger wird eine genaue Klärung. Bei der Erörterung der Fragen und Antworten zu diesen Punkten entsteht eine ganzheitliche Sicht auf den Patienten. Der Patient wird in die Entscheidungsfindung mit einbezogen. Fehler können so minimiert werden. Ganz verschwinden werden sie nie. Sich diesen Punkten jedoch systematisch zu widmen, ist ein Zeichen der patienten- resp. personenbezogenen Behandlungsqualität. Wie immer das Behandlungsresultat auch ausfallen wird.

Das tönt kaum machbar. Tatsächlich wird diesen Punkten in sehr vielen Fällen keine oder nur ungenügende Beachtung geschenkt. Und so werden viele wesentliche Mosaiksteine, die für die Diagnose, die Therapie und den Verlauf der Behandlung wichtig sein könnten, übersehen.

Herzlich, Bruno

Lieber Bruno 8. Oktober 2013

Vielen Dank für Deine Ausführungen. Bevor ich ausführlicher antworte, noch eine Frage: Wie gehst Du genau vor, um bei einer Konsultation alle diese Punkte abzuklären und ein Übersehen zu vermeiden?

Herzlich, Andrea

Liebe Andrea 12. Oktober 2013

Es gibt eine kleine Hilfe, damit dieser für alle hausärztlichen Situationen zentrale Fokus präsent bleibt. Es ist das Akronym ICE

(Kissling 2013). Dieses steht für *ideas* – Ideen, *concerns* – Bedenken und *expectations* – Erwartungen. Bevor sich ein Patient in ärztliche Hilfe begibt, macht er sich zu seinen Symptomen, falls er sie nicht schon kennt, eigene Überlegungen oder bespricht sich mit einer Vertrauensperson, informiert sich über einen medizinischen Telefondienst oder recherchiert im Internet. Oft versucht er eigene Therapien. Wenn die Symptome nicht in nützlicher Zeit wieder verschwinden oder wenn sich der Zustand verschlechtert, wächst die Sorge. Der Patient meldet sich beim Arzt. Der Hausarzt startet die Diagnostik mit Hilfe der klassischen Anamnesefragen und klinischen, manchmal auch medizintechnischen Untersuchungen.

In vielen Fällen ergibt sich infolge der hohen Komplexität trotzdem kein klares klinisches Bild. Mit Komplexität ist hier gemeint, dass Sicherheit und Übereinstimmung bei der Beurteilung von klinischen Symptomen niedrig sind (Stacey 1996). Demzufolge kann es für das ursächliche Zustandekommen und die medizinische und persönliche Bedeutung eines Symptoms eine breite Palette von Möglichkeiten geben. Handelt es sich dabei um messbare Ätiologien oder um MUPS (*medically unexplained physical symptoms*) im Rahmen eines funktionellen oder psychosomatischen, somatoformen Leidens oder um ein unspezifisches frühes Zeichen einer schweren und gefährlichen Krankheit? Müssen sofort weitere Abklärungen eingeleitet werden? Kann mit der Methode des *watchful waiting* weitergefahren werden?

Zur Entscheidung dieser Fragen muss unbedingt auch die Patientensicht eingeholt werden, die Überlegungen des Patienten zu seiner Krankheit, seine Vorstellungen, Deutungen und Erwartungen. Entlang der ICE-Fragen ergeben sich, zusätzlich zu den medizinischen Reflexionen, weitere wichtige Hinweise für die Diagnose und ein patientenzentriertes Vorgehen. Zumindest werden Arzt und Patient mit der Ausrichtung auf diese drei Themen in einen guten Kontakt geraten. Sie werden sich gegenseitig verstehen und dürften möglichst fehlerfrei durch die Krankheit navigieren. Ein Beispiel: Kopfschmerzen bei einem 40 Jahre alten Mann ohne Fieber seit einer Woche. Handelt es sich um einen Infekt, um Stresssymptome, eine Blutung, einen Tumor im Kopf, um Zeichen eines Hirnschlags, um einen Bluthochdruck oder bloss um eine Nackenverspannung? Der Patient hält sich vielleicht zuerst zurück, spricht dann aber auf die Nachfrage des Arztes hin seine Überlegungen und Bedenken aus. Er erwähnt dann z.B., dass seine Nachbarin gesagt habe, sie kenne jemanden, der das Gleiche gehabt habe und nach kurzer Zeit an einer Leukämie verstorben sei. Es ist gut für den Arzt, diese Überlegungen und Bedenken seines Patienten zu kennen und die Erwartungen des Patienten zu erfragen. Medizinische Argumente für oder wider die Interpretation des Patienten können im Rahmen der Untersuchungen gezielt besprochen, bestätigt oder – in aller Regel – aus dem Weg geschafft werden. Die weiteren Behandlungsschritte können in Einklang, gemeinsam, sinnvoll und zeitgerecht gestaltet werden.

Ich denke, gerade in der Hausarztmedizin kann mit einem solch einfachen Instrument wie den ICE-Fragen die Gesamtsituation des Patienten, über die rein klinischen Phänomene hinaus, bestmöglich erfasst werden. Dies dürfte zweifelsfrei zu einem situationsgerechten gemeinsamen Handeln, zu einer besseren Qualität und zu weniger Fehlern führen. Und wenn trotzdem Fehler passieren, dann ist eine Aufarbeitung zentral, weil nichtbearbeitete Fehler zu einem Risiko werden.

Herzlich, Bruno

Patienten im Zentrum

Lieber Bruno 14. Oktober 2013

Ich möchte den Ansatz der Patientenzentriertheit noch stärker beleuchten. Bis in die späten 1970er Jahre hätte wohl kaum ein Arzt auf diese Weise über Patienten gesprochen. Bis dahin war die Arzt-Patienten-Beziehung stark paternalistisch geprägt, sie wurde als eine asymmetrische Laien-Experten-Beziehung betrachtet. Der amerikanische Soziologe Talcott Parsons (1970: 20f.) beschrieb Patienten zum Beispiel als hilflos und unqualifiziert, traute ihnen nicht zu, dass sie richtige Entscheide treffen können. Zudem sprach er ihnen die Fähigkeit ab, die ärztliche Tätigkeit bewerten zu können.

Nicht zuletzt durch die Selbsthilfe- und Patientenorganisationen, die in jenem Zeitraum entstanden, wurde zunehmend Kritik an diesem Beziehungsmodell wach (Vogelsanger & Bickel 2004; Kessler & Ziltener 2004). Diese Organisationen plädierten für Patientenrechte, gaben Patientinnen und Patienten eine Stimme und trugen so zur Veränderung der Verhältnisse bei. Begriffe wie «Patientenbildung», «Patient Empowerment», «Patientenzufriedenheit» und «Patientensicherheit» entstanden. Der Oberbegriff «Patientenzentriertheit» fasst alle diese Bestrebungen zusammen. Eine Hausärztin beschrieb den Wandel von einem autoritären zu einem partnerschaftlichen Arzt-Patienten-Verhältnis anschaulich:

> Ich spüre, dass es an Qualität fehlen könnte, wenn ich Autorität brauchen muss, wenn ich einen Patienten nicht überzeugen kann durch Erklärung im Sinne von ‹wissen Sie, es geht um diese Krankheit, dieses Mittel habe ich gebraucht, um das nachzuweisen, und das ist mein Vorschlag als Therapie›. Wenn ich etwas mit Autorität beweisen muss, ist es falsch. [D]as ist etwas, was sich radikal geändert hat. Meine Vorgänger, die konnten das vor 20 Jahren machen, [konnten] sagen: ‹Sie müssen das schlucken.› Das Wort ‹müssen› kann ich nicht mehr brauchen. Jetzt ist es Überzeugungsarbeit. Es gab eine grosse Veränderung im Umgang mit den Leuten […] Wenn […] ich sagen muss ‹Sie müssen das tun›, fehlt es an Qualität.

Ein Arzt-Patienten-Verhältnis auf Augenhöhe ist aber nicht etwas, das einfach ‹da› ist, es ist ein Prozess zwischen Arzt und Patient, wie Du ihn in Deinen Ausführungen beschreibst.

Die Patientenzentriertheit nimmt im internationalen Diskurs um die medizinische Qualität einen hohen Stellenwert ein und wird in der Regel zusammen mit den Begriffen «evidenzbasierte Medizin», «Kosten-Wirksamkeit» und «Patientensicherheit» genannt. Für *opinion leaders* zu Qualitätsfragen wie beispielsweise Donald Berwick, den ehemaligen Präsidenten des bekannten amerikanischen «Institute for Healthcare Improvement», stellt die Patientenzentriertheit gar *das* zentrale Qualitätskriterium dar. Er entwickelte seinen diesbezüglichen Ansatz auf der Basis dreier Maximen: die Priorität der Bedürfnisse von Patienten, die gemeinsame Entscheidungsfindung zwischen Patient und Fachperson und die Einzigartigkeit jedes Patienten (Berwick 2009: w560). Vor diesem Hintergrund definierte er Patientenzentriertheit als transparente und individualisierte Betreuung, die geprägt ist von Anerkennung, Respekt, Würde und Wahlfreiheit. Andere haben ergänzt, dass der Kontinuität der Betreuung ebenfalls eine grosse Bedeutung zukomme, dass die Patienten in der Sorge um sich selber unterstützt werden und bestätigt, dass ihre Bedürfnisse und Prioritäten zentral seien (Bergeson & Dean 2006: 2848). Auch Ansätze wie die systemische Familienmedizin entwickelten sich auf dieser Grundlage (Altmeyer & Hendrischke 2011; Rauser-Boldt 2013).

Ich staune immer wieder, wenn in Qualitätsdiskussionen am engen Begriff «Patientenzentriertheit» festgehalten wird, was wohl deshalb der Fall ist, weil er einfacher zu handhaben und zu messen ist. Es wäre angebrachter, stattdessen von «Personenzentriertheit» zu sprechen, so wie Du und andere dies vorschlagen (Portwich 2008). Der Begriff «Personenzentriertheit» geht über den alten Begriff hinaus, indem auch die gesunden Teile der Person und nicht nur ihre kranken Seiten angesprochen werden.

Herzlich, Andrea

Liebe Andrea   19. Oktober 2013

Haben Deine Gesprächspartnerinnen und -partner hier noch zusätzliche Aspekte der Patienten- bzw. Personenzentriertheit genannt?

Herzlich, Bruno

Lieber Bruno   22. Oktober 2013

In meinen Gesprächen erwähnten die interviewten Hausärztinnen und Hausärzte die Bedeutung der Aneignung von Kontextwissen über den Patienten, die Wichtigkeit, eine gemeinsame Beziehungsgrundlage zu schaffen, das Sprechzimmer als einen Ort des Vertrauens zu gestalten und mit alledem den Patienten einen Raum zu geben, in dem sie sich offen aussprechen können. Betont wurde dabei aber immer wieder – und das geht in den internationalen Qualitätsdiskussionen zuweilen unter –, dass nicht jeder Patient dieselben Ansprüche an seinen Arzt hat. Manche Patienten und Patientinnen wünschen sich, aktiv in den medizinischen Prozess eingebunden zu werden und ihn mitgestalten zu können. Andere möchten diese Mitverantwortung nicht tragen und wünschen sich eine direktive Betreuung. Patientenzentriertheit bedeutet demzufolge, dass sich der Arzt an der Sichtweise des Patienten, seinen Präferenzen und Ängsten orientiert. Patientenzentriertheit impliziert demnach ein starkes professionelles Engagement für eine Arzt-Patienten-Beziehung.

Mit dem Wandel von Paternalismus zu Patientenzentriertheit veränderte sich also die Art und Weise, wie der Arzt sich für und mit dem Patienten einsetzt. Das geschah nicht mehr nur aus professioneller Distanz, sondern auch engagiert und entsprechend selbst-reflexiv (Charon 2001b: 1899). Das ist eine ziemlich radikale Umgestaltung früherer Qualitätsansätze, die von einer emotional distanzierten Behandlung ausgingen. Fachleute wie die Ärztin und Literaturwissenschaftlerin Rita Charon haben kontinuierlich darauf hingewiesen, dass eine distanzierte Beziehung eine Illusion ist und die ärztlichen Gefühle, Präferenzen und Ambivalenzen in der Praxis immer eine Rolle spielen.

Neben der oftmals normativen Verwendung des Konzepts «Patientenzentriertheit» («Alle Patienten müssen partizipieren und Eigenverantwortung übernehmen») ist die ärztliche Subjektivität der zweite Punkt, der meiner Ansicht nach bei den Diskussionen um Patientenzentriertheit oft ausgeblendet wird. Ich hoffe, dass wir zu einem späteren Zeitpunkt noch darauf und auch auf die Nähe/Distanz-Ambivalenz in der ärztlichen Tätigkeit zurückkommen.

Das Erfassen des Patienten in seiner Ganzheitlichkeit bedingt vom Arzt ein hohes Mass an kommunikativen Fähigkeiten, an narrativer Kompetenz. Dies schilderte eine Ärztin als Herausforderung:

> [Ich bin eine gute Ärztin], wenn ich meinen Patienten verstehe. Was er wirklich will. Und das ist ja manchmal nicht viel, manchmal will er wirklich nur die Lunge abgehört haben. Irgendwie da, diese Wachheit, um zu begreifen, was er will, was er braucht, ob er etwas braucht. Die fehlende Qualität beginnt am Anfang des Besprechens: Bei Leuten, die misstrauisch sind, spüre ich zum Beispiel von Anfang an, dass es nicht gut kommen wird. Es braucht ein Grundvertrauen für Qualität, und wenn es nicht entsteht, wird das Ganze schwierig.

Du beschreibst bei Deinen Ausführungen zu den ICE-Fragen sehr genau, dass die hausärztliche Tätigkeit einen klinischen und soziozentrischen – wie es der Medizinanthropologe Arthur Kleinman (1995: 37) nennt – Ansatz miteinander verknüpft. In den zahlreichen Begegnungen mit Dir und Deinen Fachkollegen kamen bei den Berichten aus der Praxis immer auch Angaben zu den Familienstrukturen, Lebens- und Arbeitsbedingungen, Biographien und kulturellen Hintergründen Eurer Patienten zur Sprache. Viele dieser Informationen sammelt Ihr über die Jahre hinweg, ohne sie irgendwo zu notieren. Auf diese Weise akkumuliert Ihr *off the record*-Wissen, wie es ein Hausarzt nannte, welches nirgends dokumentiert ist, aber dennoch ein wichtiges Instrument in Eurer Arbeit sein kann, um Diagnosen zu präzisieren, Risiken abzuwägen, Notfälle einzuschätzen, die Machbarkeit von Behandlungsplänen oder die Angemessenheit von Behandlungen zu bestimmen. Ein Hausarzt brachte dies wie folgt auf den Punkt:

> Wenn ich das Umfeld kenne und lange dabei war, habe ich auch ganz eine andere Möglichkeit zu entscheiden, als wenn ich jemanden jetzt einfach so sehe. Wie weit sollen wir gehen? Was ist im Sinne des Betroffenen? Wie muss ich die Symptome werten? All das [...] Das einzuordnen, zu gewichten [...] Ja, vielleicht kann man das so sagen: Es ist einem schon vertrauter. Man hat vielleicht eine andere Vertrauensbasis, wenn man die Familie kennt. Das ist einfach eine sehr wertvolle Basis.

Viele Patienten betreut Ihr während eines bestimmten Lebensabschnitts oder durch eine Krankheitsepisode hindurch. Auch wenn die Symptome, Krankheiten und Verläufe kategorisierbar sind, so habt Ihr es doch immer mit Einzelfällen zu tun. Sie sind die Ausgangslage jeder Konsultation, jedes diagnostischen und therapeutischen Prozesses, wie Du eindrücklich schilderst. Die ärztliche Tätigkeit besteht darin, diesen Einzelfall mit dem klinischen Wissen zu verknüpfen und so zu einer Diagnose oder therapeutischen Entscheidung zu gelangen.

Herzlich, Andrea

Liebe Andrea 27. Oktober 2013

Du sprichst die Frage von Nähe und Distanz der Arzt-Patienten-Beziehung an. Dabei gilt die Nähe gemeinhin als Vorteil für eine angemessene und gute patientenbezogene Medizin. Wie alles auf der Welt hat die Nähe aber auch eine Kehrseite, die sich negativ auf die Qualität auswirken kann. Ohne die nötige Balance kann die Nähe einige negative Auswirkungen beinhalten – für Arzt und Patient.

Die Vorteile der Nähe, die wir schon früher angesprochen haben, lassen sich kurz zusammenfassen. Die ‹objektiven› medizinischen Befunde werden bereichert durch das ‹subjektive› kontextuelle Wissen des Arztes. Und die Nähe fördert die emotionale Anteilnahme des Arztes am Schicksal des Patienten. Im Vorteil liegt zugleich die Gefahr. Für den Patienten kann durch die Nähe paradoxerweise eine ungenügende Behandlung resultieren. Beim Arzt kann grosse Nähe zu einer emotionalen Erschöpfung bis hin zum Burn-out führen.

Herzlich, Bruno

Lieber Bruno 29. Oktober 2013

Das tönt erstaunlich. Kannst Du mehr sagen über die Gefahr, die für den Patienten aus der Nähe zu seinem Arzt entsteht? Wie kann diese erkannt werden, und welches Mittel gibt es dagegen?

Herzlich, Andrea

Liebe Andrea 30. Oktober 2013

Der Arzt muss sich dem Risiko von zu viel Nähe zum Patienten immer gewahr sein. Kritische Aufmerksamkeit gegenüber seinen eigenen Gefühlen und Reaktionen ist angebracht. Durch Teilnahme an einer «Balintgruppe»[14] oder ähnlichen Super- und Intervisionsgruppen kann der Arzt seine Wahrnehmung für solche Beziehungsphänomene schärfen (Finke 2004). Die für Arzt und Patient unentbehrliche Balance zwischen emotionaler Nähe und Distanz kann dort fallbezogen thematisiert und gefördert werden. Zum Wohl des Arztes und des Patienten. Zu diesem Thema gibt es beispielhafte Situationen aus der Langzeitbetreuung und der Akutbehandlung.

Bei einer Langzeitbetreuung mit grosser positiver empathischer Nähe kann das System des Arztes mit seinem medizinisch-fachwissenschaftlichen und persönlichen Hintergrund sowie das System des Patienten mit dessem laienwissenschaftlichen und kontextuellen Hintergrund zu sehr verschmelzen. Dies kann zu falscher Rücksichtnahme führen, die nötige Aussensicht des Arztes trüben und fachlich nötige Interventionen hintanstellen oder sogar vergessen lassen. Falls dadurch eine gesundheitliche Katastrophe eintreten sollte, könnte dies dem Arzt vom Patienten oder dessen Familienangehörigen zum Vorwurf gemacht werden. Denn trotz aller persönlichen Anteilnahme vertrauen diese auf seine neutrale ärztliche Aussensicht und erwarten, dass er bei zunehmender Gefahr Alarm schlägt.

Bei seiner hausärztlichen Funktionsausübung als erster medizinischer Anlaufstelle mit impliziter Nähe zu allen Beschwerden des Patienten können beim Arzt vor allem gegenüber langjährigen und ängstlichen Patienten negative emotionale Gefühle entstehen, wie z.B. Ungeduld, Ärger oder sogar Hilflosigkeit. «Was will sie jetzt schon wieder ...?», «Was soll das schon wieder ...?», mag der Arzt da denken. Denken wir an die *frequent attenders* mit ihren kaum

---

14 Der Psychoanalytiker Michael Balint entwickelte in den 1950er Jahren zusammen mit Hausärztinnen und Hausärzten ein moderiertes Gesprächsmodell, die sogenannte Balintgruppe, in welcher innerhalb einer Peergroup ausgehend von konkreten Fällen die Arzt-Patienten-Beziehung reflektiert wird (Balint 1957; Diethelm-Knoepfel 2011).

mehr überschaubaren, dicken Krankengeschichten voller – meist notfallmässig vorgebrachter – stets neuer und von Angst unterlagerter Beschwerden ohne objektiven Befund und voller Zusatzuntersuchungen ohne pathologische Resultate. Nach vielen Schon-wieder-nichts-Erlebnissen kann die Aufmerksamkeit des Arztes nachlassen, und er kann im Unmut etwas Wichtiges übersehen.

Oder da ist die umgekehrte Situation, wenn Patienten, die sich schämen, weil sie sich bei kleinsten Störungen fast zwanghaft zur Kontrolle melden, sich gerade dann aber nicht zu melden wagen, wenn es wirklich nötig gewesen wäre. Mit vielleicht schlimmen Folgen, die vermeidbar gewesen wären.

Denken wir an Patienten mit ihren ermüdenden Klagen über die ewig gleichen gesundheitlichen, medizinisch nicht behebbaren Störungen. Das Gefühl von Hilflosigkeit kann vom Patienten auf den Arzt übertreten. Ohne nötige Distanznahme kann die Aufmerksamkeit des Arztes nachlassen. So kann er den kleinen Unterschied im Klagelied überhören, der auf eine neue ernsthafte Krankheit hinweisen könnte.

Im Interesse einer guten ärztlichen Qualität ist es unentbehrlich, mit diesen Patienten den Zusammenhang zwischen ihren Symptomen und ihren Ängsten, die Risiken ihres Verhaltens sowie die mögliche ärztliche Ungeduld offen anzusprechen. Das wirkt entlastend für beide Seiten. Am besten findet eine solche Besprechung zu einem ruhigen Zeitpunkt und nicht in einer Akutsituation statt. Den Patienten soll Folgendes auf den Weg gegeben werden: Sie sollen sich jeweils melden und nicht gekränkt sein, wenn der Arzt vielleicht zu Beginn etwas ‹grummelig› ist. Er werde sie immer gut untersuchen, und wenn er nichts erkennt, dann teile er dies jeweils deutlich mit und veranlasse keine weiteren Untersuchungen. Mit Frau Stocker habe ich beispielsweise abgemacht, dass ich ihren Zustand, der sie zur jeweiligen Konsultation bewogen hat, im Fall einer Entwarnung als ‹Stocker'sche Krankheit› bezeichne. Seither können wir solche Situationen mit einem Schmunzeln bewältigen, was entlastet. Und gelegentlich fragt sie selber, ob es allenfalls die ‹Stocker'sche› sei.

Herzlich, Bruno

Lieber Bruno						1. November 2013

In den Gesprächen haben viele Hausärztinnen und Hausärzte betont, dass die Arzt-Patienten-Beziehung nicht in eine Verstrickung und Distanzlosigkeit führen darf. Sie beschreiben die Ambivalenz zwischen Nähe und Distanz, zwischen Empathie und Abstand, zwischen dem guten Kennen des Patienten und Nichtkennen als eine Gratwanderung zwischen «grosse[m] Vorteil und [...] grosse[r] Gefahr». Einer meiner Interviewpartner sagte mir:

> Sie [die Ärzte] fangen an, diese Teile zu sammeln, und plötzlich gibt es ein mögliches Bild. Aber der Weg, bis sich dieses Bild bewahrheitet [ist lang]. Vielleicht ist es dann eben gar nicht so, dann muss man dann einfach vorsichtig sein [...]

Das Kontextwissen und die bisherige Wahrnehmung der Behandlungsgeschichte können dazu führen, dass der Arzt diagnostische Irrwege einschlägt. Die interviewten Hausärzte erwähnen beispielsweise Informationen, die sie von Personen aus dem sozialen Umfeld des Patienten erhalten. Diese Drittinformationen können zum einen ein die Diagnose fehlleitendes Potential haben. Zum anderen darf der Hausarzt sie nicht in jedem Fall transparent machen, so dass sie nur implizit Teil der Konsultation sind und eine *hidden agenda* des Arztes bilden.

Es scheint bedeutsam zu sein, sich immer zwischen Nähe und Distanz zu bewegen und weder beim einen noch beim anderen zu verharren. Nicht für jede Behandlung braucht es Nähe und Kontextwissen. So meinte eine Hausärztin:

> Man muss bei jedem Patienten merken, was er braucht, wie viel Nähe, wie viel Distanz. Es gibt die Gynäkologin, welche in zehn Minuten einen Abstrich macht, und mehr braucht es nicht.

In den Gesprächen kam zum Ausdruck, dass eine neutralere Beziehung manchmal besser sein kann. Eine jüngere Hausärztin sagte, dass sie aus einer distanzierten Warte ihre Beobachtungen mit ihrem diagnostischen Wissen und den medizinischen Behandlungsrichtlinien verknüpfen könne, ohne zu sehr durch Kontext und Emotionen abgelenkt zu werden. Sie erachtet diesen Umgang mit ihren Patientinnen und Patienten als den besseren. Aber ist das nicht auch eine Illusion? Der Patient bringt ja seinen ‹Rucksack› mit, auch wenn die Hausärztin sich gelegentlich wünscht, dass er ihn vor dem Sprechzimmer deponiert. Sie bemüht sich um einen möglichst objektiven Blick, aber die Subjektivität bleibt ja trotzdem inhärent in einer Konsultation.

Du sprichst auch die ärztlichen Emotionen gegenüber dem Patienten an. Am Beispiel von ‹Frau Stocker› schilderst Du, wie Konsultationen ermüdend sein können, wenn die Patienten immer die gleichen Verhaltensmuster zeigen und sich ‹nichts verändert›. Im Gespräch erzählte mir eine Hausärztin, dass sie solche Patienten nicht mehr erträgt. Sie machen sie so aggressiv, dass sie beschlossen hat, keine chronischen Schmerzpatienten mehr anzunehmen.

Du sprichst in Deinem Brief ja noch etwas anderes an, nämlich den Umstand, dass man sich als Hausarzt zu sehr in die Geschichten der Patienten verwickeln lassen und einem dadurch die Abgrenzung schwerfallen kann. Im Dokumentarfilm Am Puls der Hausärzte von Sylviane Gindrat, in dem Du und weitere fünf Hausärztinnen und Hausärzte porträtiert wurden, hast Du den Prozess der Ablösung des Arztes von seinen Patienten eindrücklich und berührend geschildert. Ich hätte dazu noch Eindrücke aus meiner Datenerhebung. Soll ich sie hier einfügen, oder überbordet mein Beitrag dann?

Herzlich, Andrea

Das verflochtene System von Arzt und Patient

Liebe Andrea 4. November 2013

Füge Dein Datenmaterial ruhig ein. Es interessiert mich sehr. Gerade auch, weil hinter solchen Situationen des Unwohlseins eine Berührungsstelle zu einem ärztlichen Burn-out bestehen kann. Burn-outs von Ärzten sind nicht selten, werden aber oft (zu) spät wahrgenommen und öffentlich nur selten thematisiert. Es gilt, auf leise Frühwarnungen zu hören und diese ernst zu nehmen. Das Wohlbefinden des Arztes wirkt sich in direkter Weise auf die Qualität der Behandlung aus.

Herzlich, Bruno

Lieber Bruno 5. November 2013

Ich habe bei der Datenerhebung mit einem Hausarzt gesprochen, dessen Aussagen mich durch den ganzen Forschungsprozess begleitet haben. Er brachte eine Reflexion und Ehrlichkeit zum Ausdruck, die mich bewegten. Später, wenn wir uns zum Thema Intuition und Erfahrung austauschen werden, komme ich nochmals auf ihn zurück. Er lebt und arbeitet mit seiner Familie in einer grösseren voralpinen Berggemeinde und erachtet die Abgrenzung gegenüber seinen Patienten als grosse Herausforderung:

> Auf der einen Seite ist es für mich sehr interessant, immer mehr Sachen über die Leute zu wissen, aber je näher mir nachher jemand kommt, desto schwieriger wird es für mich, wieder frei zu werden. Ich brauche eine gewisse Distanz, um meine Arbeit machen zu können. Ich mache gern Hausbesuche, aber auch bei einem Hausbesuch oder auch bei einem Gespräch ist für mich immer eine gewisse Distanz wichtig [...] [W]enn ich solche Sachen [elende Wohnbedingungen] sehe, belastet es mich [...] Wenn ich so viel arbeite [70 bis 90 Stunden], ist es schon so, dass es wahrscheinlich gewisse Sachen gibt, die ich gar nicht so genau wissen will [...] Es ist nicht immer eine Erleichterung, mehr zu wissen [...]

Die Hausärztinnen und Hausärzte schilderten zahlreiche Situationen, in denen sie sich dem Patienten unwohl nahe fühlten. Zum Beispiel wenn sie Geschenke von den Patienten erhielten, diese ihnen das Du anboten, mit ihnen ausserhalb der Praxis über ihr Leiden sprechen wollten oder ausserhalb der Öffnungszeiten beim Arzt an der Türe läuteten.

Jeder Arzt hatte seine Strategien, um solche Situationen nach Möglichkeit zu vermeiden. Ärzte, die im selben Ort leben und arbeiten, erzählten beispielsweise, dass sie Patienten, die sie ausserhalb der Praxis treffen, grundsätzlich nicht nach ihrem Wohlbefinden fragen. Sie sagten, dass sie das Auto immer in der Garage parkieren, damit die Patienten nicht sehen, ob sie zu Hause sind oder nicht. Ein Hausarzt erzählte, dass er sich deswegen in keinen lokalen Vereinen betätigt. Ein anderer Hausarzt arbeitet an konsultationsfreien Tagen nach Möglichkeit ohne Licht, um zu verhindern, dass Patienten vorbeikommen. Und wieder ein anderer verlässt sein Haus für den Sonntagsspaziergang nur durch den Hinterausgang seines Hauses, um möglichst nicht auf die Dorfbevölkerung zu treffen. Auch wenn manche dieser Strategien lustig anmuten, so sind sie Versuche der einzelnen Ärztinnen und Ärzte, Distanz zu schaffen und zwischen ihrem Arbeits- und Privatleben zu unterscheiden.

Wie gelingt Dir dieses Distanznehmen, diese therapiewirksame Entflechtung? Wie hast Du das gelernt? Im Film nimmst Du dazu Bezug auf einen systemisch lösungsorientierten Ansatz.

Herzlich, Andrea

Liebe Andrea   21. November 2013

Dein Text verweist mich auf meine Situation nach zehn Praxisjahren. Zu jener Zeit wog die Last meiner Arbeit sehr schwer auf meinen Schultern. Im Rückblick stand ich nahe vor einer Erschöpfungsdepression, vor einem Burn-out. Ich hatte es damals nicht so empfunden und hätte es nicht so ausgedrückt. Anhand der Emotionen, die mich noch heute beim Gedanken an damals ergreifen, muss die Situation jedoch schwerer gewesen sein, als ich gedacht hatte. Ich konnte mir kaum vorstellen, weitere zwanzig Jahre als

Hausarzt zu arbeiten, am Morgen mit dem Auto zur Praxis zu fahren, dort bis zum Abend Patienten zu behandeln und wieder zurückzukehren ins Privatleben zu meiner Familie mit den damals kleinen Kindern. Diese Alltags-Arbeits-Struktur wurde für mich unerträglich. Die Arbeit war nur noch belastend.

Ich erkannte gerade noch rechtzeitig, dass ich etwas verändern musste. Besonders bei den belastenden Behandlungen von Patienten mit psychosomatischen Leiden, mit ihren oft unerklärbaren und kaum therapierbaren Symptomen. Man sprach damals noch nicht von den MUPS, den *medically unexplained physical symptoms*. Oder ich wusste nicht, dass dieser Symptomenkomplex eine eigene Kategorie darstellt. Ich musste und wollte lernen, mit meiner hausärztlichen Arbeit besser umzugehen und mich vom Schicksal meiner Patienten besser abzugrenzen, ohne sie zu vernachlässigen.

Du fragst mich, wie ich zur nötigen Distanz zwischen meinen Patienten und mir sowie zwischen meiner Arbeit und meinem Privatleben komme. Dies hat, theoretisch gesagt, mit systemisch lösungsorientiertem Denken sowie mit Komplexität und Interaktion unter komplex adaptiven Systemen zu tun. Dafür muss ich etwas ausholen.

Auf der Suche nach einer neuen Gestaltungsform meiner hausärztlichen Arbeit stiess ich auf den systemisch lösungsorientierten Ansatz. Wir alle leben in Systemen: im Rahmen der Familie, des Berufs, der Gemeinde und Gesellschaft. Alle Teile eines Systems stehen untereinander in Beziehung und interagieren komplex adaptiv. Wenn ein Teil innerhalb eines Systems etwas tut oder verändert, hat dies Auswirkungen auf die anderen Teile des Systems, und diese reagieren in einer nicht vorhersehbaren komplex adaptiven Art und Weise auf die Veränderung. Wenn z.B. ein Mitglied des Systems krank wird oder sich aus dem System entfernt, wirkt sich dies auf das ganze System aus. Die Funktionen, die wegfallen, müssen unter den Mitgliedern neu geregelt werden. Das System adaptiert und organisiert sich neu und funktioniert weiter, wenn vielleicht auch etwas anders als vorher. Wenn umgekehrt ein krankes Mitglied wieder gesund wird und ins System zurückkehrt, muss die inzwischen veränderte Funktionsweise erneut adaptiert werden. Eine Rückkehr zum ursprünglichen Status wird versucht, ist aber nicht möglich.

Wenn sich ein Arzt und ein Patient begegnen, treffen sich Teile von zwei unterschiedlichen Systemen und beeinflussen sich gegenseitig. Die Systeme berühren sich nicht nur am Rand, sondern greifen ineinander über. Sie treten in Beziehung und verändern sich im Sinn von je unterschiedlichen komplex adaptiven Reaktionen. In dieser Begegnung entsteht Therapie, mit oder ohne Erfolg.

Nach der Begegnung im Rahmen der Konsultation müssen sich Arzt und Patient wieder voneinander lösen. Jeder kehrt in sein System zurück. Falls dies gelingt, entstehen für den Arzt eine gute Balance zwischen Arbeit und Privatleben und für den Patienten ein eigenverantwortliches Streben hin zum therapeutischen Ziel. Falls die Rückkehr in das eigene System nicht gelingt, kann das für den Arzt, der vielen Patienten begegnet, zur Katastrophe führen und für den Patienten zu einer unguten Abhängigkeit vom Arzt.

Herzlich, Bruno

Lieber Bruno   23. November 2013

Vielen Dank, das sind eindrückliche Schilderungen. Was bedeutet der systemisch lösungsorientierte Ansatz nun für die konkrete Arzt-Patienten-Beziehung?

Herzlich, Andrea

Liebe Andrea   26. November 2013

Mit dem systemisch lösungsorientierten Ansatz suche ich nicht mehr Lösungen für meine Patienten, sondern erarbeite sie mit ihnen. Die Verantwortung trage ich nun nicht mehr allein, sondern wir tragen sie gemeinsam. Weiterhin bleibe ich bei der Patientenberatung mit meinem medizinisch-wissenschaftlichen Hintergrund der fachliche Experte. Der Patient wird auch zum Experten, und zwar zum Experten seines Befindens, der Bedeutung der Symptome (im Rahmen seines Systems), seiner individuellen Wünsche und seines Wissens über seine Möglichkeiten. Wir begegnen uns nicht mehr in einem paternalistischen Gefälle, sondern auf einer partnerschaftlichen Ebene. Gemeinsam erarbeiten wir patienten- und personenorientierte Ziele. Ein expliziter Auftrag des Patienten macht mich für den therapeutischen Prozess verantwortlich. Über die medizinisch angemessenen Massnahmen entscheiden wir gemeinsam (*shared decision making*, Büchi et al. 2000). Nach der Begegnung der beiden Systeme bleibt die Verantwortung beim Patienten. Arzt und Patient, Ärztin und Patientin kehren wieder in ihr eigenes System zurück.

Herzlich, Bruno

Lieber Bruno 27. November 2013

Ich verstehe diesen Ansatz, aber wie erlernt man ihn? Wie hast Du Dir diese Kompetenzen angeeignet?

Herzlich, Andrea

Liebe Andrea 30. November 2013

Es klingt einfach. Aber ich musste die systemisch lösungsorientierte Arbeit hart erarbeiten. Ich besuchte einen mehrjährigen berufsbegleitenden Kurs. Die Kursblöcke fanden jährlich an circa fünf dreitägigen Retraiten statt. In einer Gruppe von rund zehn Teilnehmenden, darunter Ärzte und Nichtärzte und zwei ärztliche und nichtärztliche Moderatoren, lernten wir die systemisch lösungsorientierte Theorie und die kommunikativen Instrumente für ein ziel- und patientenorientiertes Gespräch zu gebrauchen. Jedes dieser Werkzeuge haben wir nach einer theoretischen Einführung gegenseitig an uns selber geübt. Wir übten mit Fallbeispielen aus unserer Arbeit und anhand persönlicher Probleme. So erfuhren wir die kraftvolle, therapeutische Wirkung der patientenzentrierten Kommunikation persönlich.

Die Selbsterfahrung verbesserte nicht nur unsere kommunikativen Fähigkeiten, sondern auch wir selber veränderten uns, und unsere ärztliche Haltung veränderte sich. Wir erlebten, wie Krankheiten innerhalb eines Systems oder durch das System entstehen können, wie auffallende Befunde oder schwieriges Verhalten von Teilen des Systems das System stabilisieren können, wie therapeutische Veränderungen an einzelnen Menschen ein System vorübergehend destabilisieren können respektive nach einer neuen Stabilisierung rufen, wie der Wunsch nach Veränderung oder Therapie entsteht, wie stark trotz Wunsch nach Veränderung Angst und Ambivalenzen zwischen dem Verbleiben im alten und bekannten Zustand (Kranksein) und dem neuen Unbekannten (therapeutisches Ziel) wirken, wie Ziele massgeschneidert, visualisiert und formuliert werden können, wie viel Energie und Zeit Veränderungen benötigen, was Veränderung fördert und behindert und wie es sich auswirkt, wenn sich Arzt und Patient nach der Begegnung nicht wieder trennen.

Auf den Grundkurs folgten über all die Jahre regelmässige Supervisions-Retraiten. An den Gruppentreffen besprechen wir reale Fälle aus der Praxis oder eigene Lebensproblematiken. Wir beleuchten sie systemisch lösungsorientiert und finden immer wieder ausgezeichnete Lösungen für Arzt und Patient sowie für uns selbst. Daneben treffe ich mich fast monatlich mit Kolleginnen und Kollegen in einem Systemikerzirkel, wo wir auf Intervisionsebene Fallbesprechungen durchführen.

Dieser systemisch lösungsorientierte Ansatz, die regelmässigen Supervisions-Retraiten und Intervisionstreffen haben eine qualitätsfördernde Wirkung bei der Behandlung meiner Patienten und für mich selber einen grossen psychohygienischen Effekt. Sie verbessern die Abgrenzung zwischen meiner Arbeit und meinem Privatleben. Sie wirken sich positiv auf meine persönliche Lebensqualität aus. Sie verbessern meine hausärztliche Qualität für den Patienten. Und zufriedene Patienten haben wiederum eine positive Wirkung auf mein Wohlbefinden. Eine positiv drehende Spirale.

Die systemisch lösungsorientierten Kurse, Supervisions-Retraiten und Intervisionstreffen werden von der Schweizerischen Akademie für Psychosomatische und Psychosoziale Medizin (SAPPM) beim Erwerb und Erhalt des Fähigkeitsausweises «Psychosomatische und Psychosoziale Medizin» anerkannt.

Herzlich, Bruno

Lieber Bruno   1. Dezember 2013

Was für ein Text. Ich danke Dir herzlich für diesen persönlichen Einblick in eine Zeit, die für Dich und bestimmt auch für Deine Familie nicht einfach war. Du beschreibst den Weg zurück zu einer Balance, welche Dir erst Dein langes hausärztliches Engagement ermöglichte, sehr präzise. Als ich Dich 2005 kennengelernt habe, lag diese Zeit lange zurück. Ich habe mich während unserer Zusammenarbeit immer wieder gefragt, wie Du all Deine Aufgaben – von der Arbeit in der Praxis über Deine standespolitischen, journalistischen, privaten und künstlerischen Engagements – unter einen Hut bringst. Die Krise und die Art und Weise, wie Du sie bewältigt hast, stellte eine Art Wendepunkt in Deinem Leben dar.

Das Eigentümliche an den üblichen Qualitätsdiskussionen ist, dass sie die Subjektivität der Ärzte ausblenden. Ich glaube zwar, dass mit dem Paradigmenwechsel in der Medizin (vom paternalistischen Arzt-Patienten-Verhältnis hin zum *shared decision making*) das persönliche Gesicht des Arztes erkennbarer wurde. Aber über das ärztliche Wohlbefinden, über die Gesundheit von Ärztinnen und Ärzten, lässt sich zumindest in der Literatur nur wenig finden (Bovier et al. 2005; Goehring et al. 2004).

Deine Schilderungen erinnerten mich stark an das Gespräch mit jenem Hausarzt, von dem ich Dir bereits geschrieben habe. Er ist rund 15 Jahre jünger als Du und schilderte mir seinen steinigen Weg hin zu einer erfüllten hausärztlichen Tätigkeit. Nachdem er seinen Facharzttitel für Innere Medizin gemacht hatte, arbeitete er in einer grossen Berggemeinde als Praxisvertretung und in der Bergrettung. Einer Karriere im Bereich der Gebirgsmedizin stand nichts im Wege, und er konnte seine grosse Passion für das Bergsteigen mit seinem Beruf verbinden. Als er in diesem Ort eine feste Stelle angeboten bekam, schien das Glück perfekt. Er hatte dabei aber die Bedürfnisse seiner Partnerin, die selber in einem entfernten Ort in der Schweiz eine sehr befriedigende Stelle hatte und die sich den Umzug in die Berggemeinde schlicht nicht vorstellen konnte, zu wenig berücksichtigt. So übernahm der Hausarzt als Kompromiss seine jetzige Praxis in einer voralpinen Gemeinde.

Verschiedene Faktoren mündeten letztendlich in eine schwere Depression: der Verzicht auf die Karriere in der Gebirgsmedizin, die Übernahme der Praxis, deren Preis sich im Nachhinein als völlig überteuert herausgestellt hat, die engen Dorfstrukturen. Hinzu kamen der Suizid seines Vorgängers und der zeitgleiche Suizid eines weiteren Arztes im Dorf. Diese lagen wie ein Fluch auf seiner Praxis. So arbeitete er am Aufbau seiner Praxis und kämpfte um jeden einzelnen Patienten. Er arbeitete auch weiter, als ihn die Depression bereits körperlich stark lähmte. Sein Psychiater riet ihm, auf keinen Fall mit der Arbeit auszusetzen. Für jeden Schritt aus der Depression kaufte sich der Hausarzt einen neuen Klettergriff für seine Kletterwand und kletterte sich gewissermassen Griff für Griff aus seiner Depression. Immer wieder verwendete er im Gespräch Metaphern aus dem Bereich des Bergsteigens, um seine hausärztliche Tätigkeit zu schildern. Im Ansatz der narrativ-basierten Medizin fand er schliesslich eine Sprache für seine Geschichte.

Die Narrativ-basierte Medizin (Greenhalgh & Hurwitz 2005; Charon 2001a; Mattingly & Garro 2000), die von Dir ausgeführte, sich auf die Medizin beziehende Komplexitätstheorie (Topolski 2009; Martin & Sturmberg 2005; Miller et al. 1998) und die systemisch lösungsorientierten Ansätze entwickelten sich in den 1990er Jahren als kritischer Gegendiskurs zur Evidenz-basierten Medizin, aber auch zur Ökonomisierung, Technologisierung und Spezialisierung in der Medizin.

Wie man heute sieht, handelt es sich wohl eher um sich ergänzende Ansätze. Für die Behandlung von Patientinnen und Patienten braucht es sie alle. Die Komplexitätstheorie hat sich in den späten 1990er Jahren disziplinenübergreifend als Paradigma etabliert (Urry 2005). Sie war und ist ein Versuch, zwischen Sozial-, Geistes- und Naturwissenschaften eine Brücke zu schlagen. Natürlich gab es in den nachfolgenden beiden Jahrzehnten auch weitere Versuche, um diese Wissenschaftsschulen miteinander zu verknüpfen.

Herzlich, Andrea

Liebe Andrea   5. Dezember 2013

Wie schätzt Du aus sozialanthropologischer Distanz die Rolle des Komplexitätsansatzes für die Medizin ein? Fand ein Paradigmenwechsel statt?

Herzlich, Bruno

Lieber Bruno   9. Dezember 2013

Von aussen betrachtet ist die Medizin im Hinblick auf den Komplexitätsansatz erstaunlich resistent geblieben. Sie scheint sich nach wie vor vorwiegend am biomedizinischen, naturwissenschaftlichen Paradigma zu orientieren, das zeigt sich besonders in den Forschungsmethoden und -schwerpunkten. So hat sich die Komplexitätstheorie bisher nie richtig durchzusetzen vermocht. Vielleicht liegt das daran, dass es ihren Vertretern nicht gelungen ist, die Komplexitätstheorie allgemeinverständlich zu formulieren. Der Arzt und Philosoph Søren Holm (2002) hat sich schon früh kritisch zum deterministischen und kausallogischen Denken der Biomedizin geäussert, das die Durchsetzung der Komplexitätstheorie verhindert.

Im Laufe meiner Forschung wurde bald klar, dass der Begriff «Komplexität» längst nicht von allen Hausärztinnen und Hausärzten auf dieselbe theoretisch fundierte Art und Weise verwendet wird, wie das bei Dir und einigen Deiner Kolleginnen und Kollegen der Fall ist. Viele meiner Gesprächspartner benützten Komplexität als Begriff für etwas Vielschichtiges, ineinander Verwobenes und Unsicheres. Komplexität wurde von ihnen auf drei unterschiedliche Arten benutzt: zunächst einmal, um den Prozess der Entscheidungsfindung vom «Rohmaterial», wie es ein Hausarzt nannte, hin zu Diagnose und Therapie zu beschreiben; dann als Überbegriff für das spannungsreiche Netz von Fachleuten, Versicherern, Patienten, Familien der Patienten, Hausärztinnen und Hausärzten. Und zuletzt schilderten sie eine Situation als komplex, wenn sie ethische Fragen gegeneinander abwägen müssen: Wie entscheidet man in einem bestimmten Fall richtig? Ist das Richtige auch das Gute? Für wen ist es eine richtige oder gute Entscheidung? Der Umgang mit diesen Komplexitäten ist es, der für viele Hausärztinnen und Hausärzte die Qualität ausmacht, hier findet sie statt.

2009 fand in Basel der Europäische WONCA-Kongress zum Thema «The Fascination of Complexity – Dealing with Individuals in a Field of Uncertainty» statt. Als Präsident des Organisationskomitees warst Du eine der treibenden Kräfte. Wir haben gemeinsam einen Workshop organisiert, bei dem wir von den 120 Teilnehmenden aus der ganzen Welt wissen wollten, was sie unter Komplexität verstehen (Abraham & Kissling 2011). Zurück kam ein ganzer Blumenstrauss aus Antworten. So meinte eine Gruppe von Teilnehmenden, dass Komplexität ein Geflecht aus verschiedenen Farben sei. Unter diese Farben wurden gezählt: die Orientierung am Patienten und der Einbezug des Patienten bei der klinischen Entscheidungsfindung, die Verhandlung und Kommunikation mit zahlreichen involvierten Akteuren (Patienten, deren Familien, Spezialisten u.a.m.), der Umgang mit chronischen Krankheiten und Polymorbiditäten, unformulierte Anliegen von Patienten, überfordernder Informationsfluss, Zeitnot und Priorisierungsfragen, ethische Fragestellungen gerade auch zum Lebensende, der Umgang mit den persönlichen oder professionellen Grenzen, die Verhinderung der eigenen Überlastung, die multiple Rolle von Ärzten und neue technische und digitale Herausforderungen.

Sei es die Komplexitätstheorie, die narrativ-basierte Medizin, der systemisch lösungsorientierte oder auch der biopsychosoziale Ansatz: Es sind alles Bestrebungen, naturwissenschaftliche Erkenntnisse mit der Lebensrealität der Patienten und des Arztes zu verknüpfen. Bei allen diesen Ansätzen steht der Mensch im Zentrum, wie dies Rita Charon, eine der *grand ladies* der narrativ-basierten Medizin, treffend zum Ausdruck brachte:

> Informed by such models as biopsychosocial medicine and patient-centered medicine to look broadly at the patient and the illness, narrative medicine provides the means to understand the personal connections between patient and physician, the meaning of medical practice for the individual physician, physicians' collective profession of their ideals, and medicine's discourse with the society it serves. (Charon 2001b: 1897f.)

Herzlich, Andrea

Evidenz-basierte Medizin und die komplexe hausärztliche Realität

Lieber Bruno 12. Dezember 2013

Als wir vor einigen Wochen zusammengesessen sind, um den weiteren Schreibprozess zu planen, haben wir über die Komplexitäten am Lebensende gesprochen. Es ging dabei um polymorbide Patienten, deren Betreuung mit dem Fortschreiten der Krankheiten auf vielen Ebenen zunehmend komplexer wird. Dies besonders auch in organisatorischer Hinsicht. Du hast in diesem Zusammenhang geschildert, wie herausfordernd es sein kann, als Hausarzt die Fäden in der Hand zu behalten, nichts zu vergessen, den Überblick nicht zu verlieren. Es war aber auch die Rede von der Vorstellung der Alterslosigkeit, der «Unsterblichkeit», vom Nicht-sterben-Dürfen. Wollen wir uns diesem Thema zuwenden?

Herzliche Grüsse, Andrea

Liebe Andrea 15. Dezember 2013

Bevor ich zur Polymorbidität komme, möchte ich mein Verständnis der Komplexität nochmals beschreiben. Die Definitionsversuche im Workshop am WONCA-Kongress waren nicht so befriedigend. Sie zeigten – wie Du richtig bemerkst – die unterschiedlichsten Vorstellungen zur Komplexität. Letztlich jedoch steckten in allen erwähnten Beispielen interaktive Prozesse mit mehreren beteiligten Personen mit einem gerüttelten Mass an Unsicherheit (*uncertainty*) und schwer voraussehbaren Resultaten.

Zu Beginn meines Interesses an der Komplexität stand für mich Staceys Diagramm (Stacey 1996, siehe Abb. 1). Auf einem Koordinatensystem mit einer x-Achse zu ‹Sicherheit/Gewissheit› und der y-Achse mit ‹Übereinstimmung› findet sich die grösste Einheit im Achsenkreuz. Stacey grenzt auf der Diagrammfläche drei Zonen ab. Wo Gewissheit und Übereinstimmung am grössten sind, ist die ‹simple/lineare Zone›. Wo sie am kleinsten sind, befindet sich das ‹Chaos›. In der Zwischenzone ist die ‹Komplexität› ange-

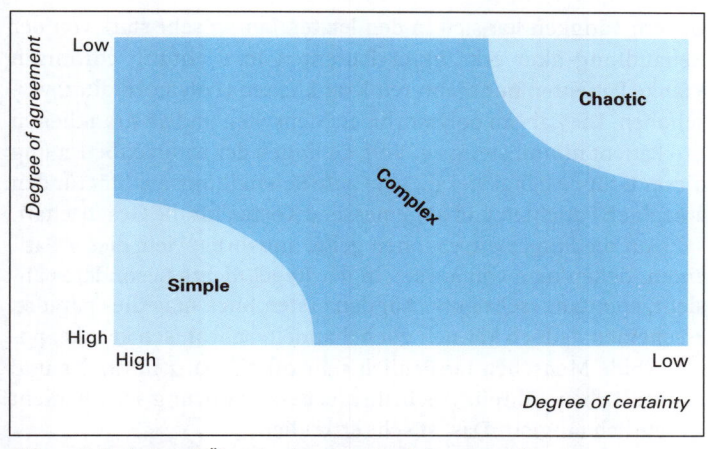

Abb. 1: Sicherheit und Übereinstimmung (nach Stacey 1996).

siedelt. Bei sehr vielen, oft wenig differenzierten Problemen, wie sie in der Hausarztmedizin typisch sind, die sich in alle Richtungen entwickeln können, können jeweils sehr unterschiedliche Antworten gegeben werden. Entsprechend arbeiten wir Hausärzte, mehr als andere medizinische Spezialisten, in der Zone der Komplexität, manchmal an der Grenze zum Chaos.

Erst später verstand ich die Komplexität in Bezug auf komplex adaptative Systeme. Wenn sich Systeme (Menschen, Gesellschaften etc.) begegnen, beginnen sie untereinander zu interagieren. Das führt auf beiden Seiten zu gegenseitig sich anpassenden Veränderungen. In jedem System geschieht das nach dessen Möglichkeiten. Bei der Interaktion entsteht etwas Neues und Gemeinsames. Um diese Systeme zu steuern, braucht es Attraktoren, das sind gemeinsame Ziele, die für alle Systeme begehrenswert sind. So richten sich alle involvierten Systeme wie Metallnadeln in einem Magnetfeld nach den Attraktoren aus und bewegen sich auf diese zu, jedes System nach seinen internen Möglichkeiten.

Du schlägst vor, dass ich die Komplexität im Zusammenhang mit der Betreuung polymorbider Patienten beschreibe. Diese Patientengruppe stellt zweifellos eine herkulische Herausforderung für uns Hausärzte dar. Sie erfordert unsere ganze Aufmerksamkeit.

Unsere Tätigkeit hat sich in den letzten Jahren sehr stark von der Behandlung akut erkrankter Patienten in Richtung chronisch kranke Patienten mit mehreren Krankheiten (Polymorbidität) verschoben. Die Zahl an polymorbiden Menschen und an Krankheiten pro Patient nimmt stetig zu. Vom Gelingen der Langzeitbetreuung dieser Gruppe hängt viel ab, eine gute Behandlungsqualität für den einzelnen Patienten und angemessene Kosten für die Gesellschaft.

Auf die Frage, wie es ihnen gehe, antworten viele dieser Patienten, denen man von aussen in der Regel nichts Besonderes ansieht, spontan: «sehr gut». Auf den ersten Blick mag dies paradox erscheinen. Jedoch können gut behandelte, chronisch kranke, polymorbide Menschen tatsächlich sehr oft ein ganz normales und aktives Leben führen. Auch ihre Lebenserwartung ist oft nicht wesentlich tangiert. Das ist sehr erfreulich.

Hinter diesem Erfolg stecken diverse Gründe. Einige der Morbiditäten sind Risikofaktoren, von denen der Patient nichts oder noch nichts spürt, die unbehandelt zu gefährlichen Organschäden führen können (z.B. Bluthochdruck oder Diabetes mellitus Typ 2) und die deswegen aus präventiven Gründen medizinisch behandelt werden. Vielen Patienten, die an körperlichen oder psychischen Symptomen leiden, gelingt es mit Hilfe ihrer persönlichen Adaptationsfähigkeit und medizinischer Unterstützung ein beschwerdearmes und erfülltes Leben zu führen. Für den betreuenden Hausarzt bedeutet es in jedem Fall eine herausfordernde hausärztliche und interdisziplinäre Tätigkeit auf verschiedenen Ebenen.

Herzlich, Bruno

Lieber Bruno   17. Dezember 2013

Kannst Du an dieser Stelle beschreiben, was Du in diesen komplexen Situationen der Behandlung von polymorbiden Patienten als besonders herausfordernd empfindest?

Herzlich, Andrea

Liebe Andrea   20. Dezember 2013

Was ich Dir nun erzähle, braucht ein wenig Zeit, und ich hoffe, dass Dir beim Lesen nicht schwindlig wird. Die Herausforderungen sind auf verschiedenen Ebenen angeordnet.

Eine erste, allen weiteren innewohnende Herausforderung sind die Guidelines der «evidence-based medicine» (EBM). Die EBM-Vorgaben sind in aller Regel auf isolierte Krankheitszustände zugeschnitten und berücksichtigen die Auswirkungen bei Polymorbidität nicht. So können die Guidelines grundsätzlich mehr schaden als nützen. Bei Polymorbidität kommen naturgemäss verschiedene Guidelines in Betracht, für jede Krankheit mindestens eine. Wenn aber jeder Leitfaden für jede einzelne Krankheit eingehalten würde, führte dies leicht zu einem Desaster. Es gibt dafür ein schönes und oft zitiertes Beispiel aus der Forschung (Boyd et al. 2005).

> Die Behandlung einer polymorbiden 79-jährigen Patientin mit 5 typischen chronischen Krankheiten – Osteoporose, Arthrose, Diabetes Typ II, Bluthochdruck, COPD (jeweils mittleren Schweregrades) – sähe hypothetisch, unter Berücksichtigung einer Auswahl der qualitativ besten Leitlinien und bei einem durchschnittlich ambitionierten Behandlungsplan (möglichst einfach und kostengünstig), folgendermassen aus: 12 verschiedene Medikamente zu 5 verschiedenen Tageszeiten mit insgesamt 19 Einzeldosen. In 7 Bereichen müsste der Hausarzt darauf achten, dass sich 2 Medikationen nicht gegenseitig beeinträchtigen. Die Patientin müsste in 8 Bereichen darauf achten, die Therapie nicht durch ihre Ernährung (z.B. Fruchtsäfte, Alkohol) zu beeinträchtigen. Zudem müssten 20 evidenzbasierte Ratschläge zu Diät und Lebensführung eingehalten werden. Zahlreiche Praxisbesuche, Patientenschulungen und Selbstkontrollen wären nötig.

Chronisch polymorbid Kranke benötigen in der Regel eine ganze Reihe von Medikamenten. Ab gleichzeitig fünf Medikamenten spricht man von Polypharmazie. Damit verbunden ist eine mit zunehmender Medikamentenzahl steigende Gefahr von gefährlichen gesundheits- oder lebensgefährdenden Interaktionen. Einerseits aus iatrogenen (vom Arzt verursachten) Gründen durch riskante Kombinationen (manchmal sind diese notwendig, manchmal nicht). Andererseits steigt die Komplikationsgefahr auch wegen einer sogenannten *malcompliance* des Patienten. Das bedeutet, der Patient tut nicht das, was vereinbart wurde. Er kann z.B. verschriebene Medikamente ohne Rücksprache mit dem Arzt absichtlich oder unabsichtlich weglassen. Oder der Patient kann zusätzliche nicht verschriebene Medikamente einnehmen. Dann wären da noch die bereits beschriebenen Kommunikationsfehler, die zu Falscheinnahmen führen können. Ein Patient kann infolge reduzierter kognitiver Fähigkeiten (z.B. beginnende Demenz) überfordert sein und grosse Fehler machen, insbesondere dann, wenn die eingeübte Einnahmeart verändert werden muss.

Qualitätsfördernde Massnahmen zur Reduktion der Gefahr von Medikamentenfehlern sind: wiederholte Interaktionschecks der Medikamentenliste, regelmässige hausärztliche Kontrollen, eine gute Information des Patienten über Wirkungen und Nebenwirkungen, ein offenes Gesprächsklima zwischen Arzt und Patient, Medikamentenkarten, gegebenenfalls ein Beizug der Spitex zum Auffüllen von Medikamenten-Dosiersystemen. Alle diese können die Compliance fördern. Ärzte schneiden übrigens betreffend zuverlässige Medikamenteneinnahme nicht besser ab als ihre Patienten.

Polymorbide, an verschiedenen Organsystemen erkrankte Menschen benötigen regelmässige hausärztliche Kontrollen für diagnostische und motivierende Verlaufsgespräche, Medikamentenkontrollen, periodische körperliche Untersuchungen, Blutkontrollen, Injektionen von Medikamenten etc. Zudem sind bei vielen Patienten spezialärztliche Behandlungen nötig. Diese muss der Hausarzt in interdisziplinärer Zusammenarbeit mit den Spezialärzten indizieren, organisieren und koordinieren. Zum Teil handelt es sich um Erstuntersuchungen, manchmal um therapeutische Interventionen, gefolgt von oft jahrelangen periodischen Nach- und Kontrolluntersuchungen. Ich denke an Ergometrien, Echokardiographien, Koronarographien, Dilatationen und Stenteinlagen bei Herzkranzgefässerkrankungen und Myokardinfarkt. Oder an angiologische Kontrollen bei Zirkulationsstörungen der hirnzuführenden Gefässe oder der Beinarterien. An Magen- und Darmspiegelungen. An diagnostische Computertomogramme und Magnetresonanzuntersuchungen bei mannigfaltigen unklaren kontrollbedürftigen Symptomen und bei Tumornachsorgeuntersuchungen. Nachuntersuchungen nach Gelenkersatzoperationen. Augenärztliche Untersuchungen. Die Liste ist nicht abgeschlossen.

Immer wieder werden diese Massnahmen in der Langzeitbetreuung durch zusätzliche, mehr oder weniger beeinträchtigende akute Gesundheitsstörungen ‹angereichert›. Gelegentlich entstehen daraus konflikttächtige Situationen. Dem Hausarzt mag die Bedeutung akuter kleinerer Störungen für die Gesamtgesundheit des Patienten, in Anbetracht der gefährlichen Polymorbiditäten, nicht besonders gross erscheinen. Sein Hauptaugenmerk gilt den chronischen Leiden. Die dafür eingesetzten Medikationen und Interventionen dienen einerseits der gesundheitlichen Stabilisierung der chronischen Leiden und erfolgen andererseits aus tertiärpräventiven Gründen. Das heisst, sie sollen die Weiterentwicklung der zugrundeliegenden Krankheiten drosseln und den Gesundheitszustand möglichst lange erhalten. Der Patient hingegen leidet oft mehr an den erwähnten zusätzlichen akuten Befindlichkeitsstörungen als an den gut eingestellten chronischen Krankheiten. Meistens sind es Schmerzen oder Altersbeschwerden, gegen die es keine wirklich gute Hilfe gibt. Oder die akuten Symptome sind nicht klar zuzuordnen, erfordern lindernde Medikamente, manchmal diagnostische Untersuchungen, immer jedoch zumindest ein *watchful waiting*, also weitere regelmässige Kontrollen. Diese können mit den bereits etablierten Kontrollen kombiniert werden, oder sie stellen sich diesen quer in den Weg. Die Übersicht zu bewahren, wird zu einer grossen Herausforderung. Manchmal sage ich den Patienten:

> Es ist paradox. Medizinisch tue ich sehr viel für Sie in jenen Bereichen, von denen Sie vor allem in der Zukunft profitieren können. Da hingegen, wo Sie jetzt ein aktuelles Problem haben, kann ich Ihnen am wenigsten helfen.

Gelegentlich entgleist die Situation trotz aller Umsicht. Hospitalisationen werden nötig. Im Spital erfolgen oft massive Medikamentenumstellungen, die dem meistens betagten Patienten beim Austritt ungenügend erklärt werden oder die ihn einfach überfordern. Am Hausarzt liegt es dann, die nötige Übersicht und Einnahmesicherheit nicht selten notfallmässig am Austrittstag wieder herzustellen.

Aus all diesen erwähnten Gründen resultiert, dass Patienten, die nach einem Herzinfarkt oder mit einem Diabetes mellitus ausschliesslich von einem Kardiologen respektive einem Diabetologen

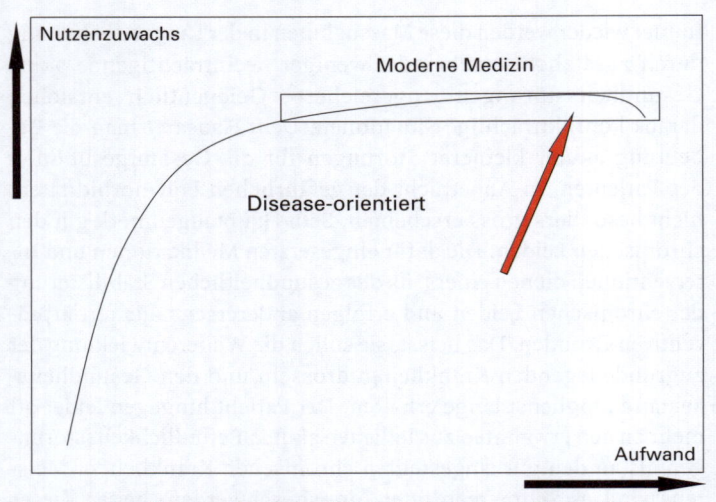

Abb. 2: Aufwand/Nutzen-Kurve modifiziert nach Kissling. Viele medizinische Massnahmen, insbesondere bei einer krankheits- und nicht personenorientierten Medizin am Lebensende, finden zunehmend im Grenznutzenbereich statt. Mit grossem und kostenintensivem Aufwand kann oft höchstens ein kaum mehr mess- und spürbarer therapeutischer Mehrnutzen – gemessen an Lebensqualität und Überlebensdauer – erreicht werden.

behandelt werden, statistisch eine schlechtere Lebenserwartung haben als jene, die von einem Hausarzt, der alles im Auge behält, mitbetreut werden (Seitz et al. 2011).

Es gibt noch eine weitere Herausforderung, welche die Übersicht erschwert. Die meisten polymorbiden chronisch Kranken fühlen sich gesund. Die verdeckten Organschäden blenden sie gerne aus, obwohl sie vom Arzt gut darüber informiert worden sind. Und genauso ergeht es manchmal auch ihrem Arzt. Gemeinsam nehmen sie den Alterungsprozess lange nicht wirklich wahr. Arzt und Patient können den Zerfall immer noch etwas hinauszögern. Die fortgesetzten Therapien, vor allem die tertiärpräventiven Massnahmen, bewegen sich mehr und mehr im Grenznutzenbereich. Eines Tages zeigen sich trotz allem nicht mehr zu ignorierende und unumkehrbare Symptome der Altersgebrechlichkeit. Dem Patienten wie dem Arzt fällt es dann schwer, dagegen nichts unternehmen zu können. Die relative Jugendlichkeit weicht unerwartet ersten Anzeichen des nahenden Todes.

Um die Unabwendbarkeit der Situation anzunehmen, muss diese nicht selten zuerst durch (zum vornherein nutzlose) Spezialuntersuchungen ‹bewiesen› werden. Spätestens jetzt sollten tertiärmedizinisch indizierte Medikamente mit ihrer lediglich statistischen Wirkung abgesetzt werden. Sinnvoll wäre es zumindest, doch oft ist es nicht möglich, da es zynisch wirken könnte («Jetzt hat es ohnehin keinen Wert mehr!»).

Herzlich, Bruno

Lieber Bruno 28. Dezember 2013

Ich danke Dir für die dichte Beschreibung dieser Komplexität. Wie ist es möglich, in solchen Situationen überhaupt noch den Überblick zu behalten?

Herzlich, Andrea

Liebe Andrea 1. Januar 2014

Damit Arzt, Patient, Familie und Spitex in diesen komplexen Situationen die Übersicht behalten können, braucht es gewisse Voraussetzungen. Die Komplexität muss vermindert und linearer gemacht werden. Die Konsultation muss klar strukturiert sein. Die Krankengeschichte muss exakt und übersichtlich geführt sein. Der Arzt muss sehr wach zuhören. Verordnungen müssen einfach und unmissverständlich sein. Mitbetreuende brauchen klare Informationen und Anweisungen. Es braucht ein grosses beidseitiges Vertrauensverhältnis. Und eine Priorisierung ist ganz bestimmt angebracht. Das bedeutet: Der Arzt und sein Patient müssen gemeinsam, allenfalls unter Einschluss von Angehörigen, entscheiden, wo die Behandlungsschwerpunkte gelegt werden sollen, was dem Patienten am wichtigsten und was medizinisch am sinn- und wirkungsvollsten ist. So können einige Massnahmen weggelassen werden. Das ist nicht immer einfach und fordert allen einigen Mut ab, denn niemand will ein unnötiges Risiko eingehen. Forschungsarbeiten zeigen hingegen, dass diese Herangehensweise gut vertretbar ist, dass bei polymorbiden und polypharmazierten[15] Patienten unter guter Beobachtung rund 10% der Medikamente bei ambulanten Patienten (Neuner-Jehle et al. 2014) respektive sogar rund 50% bei Altersheimpatienten (Garfinkel & Mangin 2010) weggelassen werden konnten, ohne dass der Patient daran Schaden nahm. Im Gegenteil, den meisten Patienten ging es danach sogar besser. Denn ‹weniger ist oft mehr›. Eine stabile, jahrelange Arzt-Patienten-Beziehung ist auch in dieser Situation ein Vorteil. Doch, Achtung, sie kann auch zum Nachteil werden. Insbesondere bei Patienten, die den Hausarzt bei jeder Begegnung mit einer Flut von Klagen über zahllose Befindlichkeitsstörungen ‹zubaggern›, ihn ermüden und seine Aufmerksamkeit schmälern können. Kurz, wenn die Situation zum Chaos wird und der Arzt nicht mehr imstande ist, die Übersicht zu bewahren.

Damit sei die Frage eröffnet: Wann können präventive Massnahmen abgesetzt werden? Ab welchem Zeitpunkt schaden sie mehr, als sie nützen? Wann und wo bedeutet ein gewisses Handeln Qualität, und wann und wo kippt es ins Gegenteil?

Herzlich, Bruno

Lieber Bruno 5. Januar 2014

Seit den 1990er Jahren ist die Evidenz-basierte Medizin (EBM) State of the art. Anfangs etablierte sie sich unter grossem Getöse, und viele skeptische Stimmen meldeten sich, das hat sich nun etwas gelegt. Die Grundlagen der EBM sind dieselben geblieben: die Stufen von Evidenz. Als Best Practice gelten Erkenntnisse aus randomisierten Studien, als niedrigste Evidenz die Expertenmeinung (Greenhalgh 2003; Tonelli 2006). Die niedrige Stellung der Expertenmeinung zeigt sich auch im Qualitätsansatz von Avedis Donabedian. Er erachtete die Meinung von Experten als Übergangslösung bei Behandlungen, für die noch keine wissenschaftliche

---

15 Fünf oder mehr gleichzeitig verabreichte Medikamente.

Evidenz besteht (Donabedian 2003: 68). Die Kritik an der Evidenzhierarchie setzt bei der Tatsache an, dass demjenigen Wissen, welches kontextunabhängig produziert wurde, die höchste Legitimität zugesprochen wird. Für die EBM ist das klinisch-epidemiologische Wissen, welches auf Standardpatienten und Durchschnittsverläufe von Krankheitsbildern basiert, das zentrale Wissen.

Dieses Wissen ist aus methodischen Gründen von Einzelfallkomponenten, von Haltungen und Erfahrungen ‹bereinigt›. Dass es den Standardpatienten, den Standardkörper, den Standardverlauf, das Standardsetting und den Standardarzt so nicht gibt, und dass dieses ‹bereinigte› Wissen alles andere als objektiv, sondern ebenfalls konstruiert ist, ist Gegenstand der kritischen Diskurse, welche sich seit den 1990er Jahren herausgebildet haben. In diesen Diskursen wird betont, dass der Patient oder die Patientin trotz standardisierter Einordnungen ein unberechenbares ‹Element› bleibt. Es gibt ein wunderbares Buch, welches sich mit dem Phänomen von Standards in der Moderne befasst. Lawrence Busch, der Autor, beschreibt darin, wie Standards in den verschiedensten Bereichen dazu dienen, eine bestimmte Realität zu schaffen und dabei aber doch immer wieder durch das reale Leben geprägt werden:

> Standards are recipes for reality, or perhaps for realities. Like recipes for foods, they may be well- or ill-conceived, the subject of careful analysis or of a slapdash throwing together of ingredients, and they may result in a tasty dish or one that is barely palatable. Moreover, like recipes, they implicate both people and things. Even when using the same recipe, the master chef and the novice may well produce quite different things. Some recipes must follow extremely carefully if the expected results are to be achieved, while others can be easily modified. (Busch 2011: 73)

Der letzte Satz bringt gut zum Ausdruck, dass die Anwendung von Standards und Guidelines je nach Gegenstandsbereich unterschiedlich rigide erfolgt und in manchen Bereichen all die Aspekte wieder hineinkommen, die in den RCTs sorgfältig eliminiert worden sind: Kontext, Individuelles, Erfahrung. Trotzdem ist die EBM Leuchtturm einer qualitativ hochstehenden Medizin geblieben. Viele interviewte Hausärzte betonen, dass die EBM nichts komplett Neues ist, sondern dass systematische Abläufe und die Verwendung von Leitlinien schon lange vorher Grundlage medizinischen

Handelns waren. Was mir aber bei der EBM aussergewöhnlich erscheint, ist ihre angestrebte Kompatibilität mit nicht-medizinischen Systemen wie den Rechts- und Versicherungssystemen. Die EBM dient allen diesen weiteren Systemen als Referenzrahmen, in dem klinische Entscheide und somit auch einzelnes Verhalten der Ärzte bewertet werden. Auch wenn gemeinhin betont wird, dass es sich bei den EBM Guidelines um Orientierungshilfen handle, so ist man als Arzt und Ärztin doch auf der ‹sicheren› Seite, wenn man sein Handeln mit den Guidelines belegen kann.

Die Extremform davon zeigt sich im britischen NHS, wo sich die Qualitätskontrollen an der Einhaltung von Guidelines orientieren und durch das «pay for performance»-System lohnrelevant sind. Solche Systeme bringen absurde Auswirkungen mit sich, wenn beispielsweise nur noch solche neuen Patienten aufgenommen werden, die einfach zu behandeln sind und gute *outcomes* garantieren. Dabei droht eine Verschiebung der Ausgangslage: Man wendet nicht die Guideline auf den Patienten an, sondern behandelt nur noch Patienten, die mit der Guideline kompatibel sind. Eine weitere schwierige Sache ist die wenig diskutierte Einflussnahme der Pharmaindustrie auf die Entwicklung von Guidelines. Es wird geschätzt, dass rund 35% aller Autoren der Guidelines von der Pharmaindustrie bezahlt werden (Taylor & Giles 2005). Aber darauf gehe ich nun nicht weiter ein.

Herzlich, Andrea

Liebe Andrea   12. Januar 2014

Du beschreibst die Grundlagen und möglichen Auswirkungen der EBM. Kannst Du noch etwas zur Fragilität und Begrenztheit der Sicherheit der Guidelines sagen, wenn es um Polymorbidität geht?

Herzlich, Bruno

Lieber Bruno 13. Januar 2014

Wie Du aufzeigst, verlieren Guidelines bei polymorbiden Patienten oft ihre Anwendbarkeit, und es müssen andere klinische Prioritäten gesetzt werden. Guidelines kommen dann nur partiell, abgeändert oder gar nicht zur Anwendung. Ein interviewter Hausarzt versuchte dies so zu beschreiben:

> Ich kläre manchmal Dinge anders ab, als ich eigentlich machen müsste. Ich entscheide mich, etwas nicht zu tun, weil ich es nicht sinnvoll finde. Sei es aufgrund der ganzen Polymorbidität oder aufgrund des Alters. Ich mache es dann extra nicht. Dann kann ich selber auch dazu stehen. In der Qualitätssicherung würde ich gefragt werden, weshalb ich das nicht gemacht habe. Hier ist eben die Frage, wie man Qualität misst. Sobald die Qualitätsmessung den Arzt so strukturiert, finde ich es eben noch schwierig. Nicht weil ich mich dem entziehen möchte, sondern weil ich finde, dass es zu kurz greift.

Die Argumente gegen eine 1:1-Anwendung der Guidelines bei Polymorbidität sind vielfältig: Sie sind nur auf einzelne Krankheitsbilder zugeschnitten, mehrere Therapien führen zu Interaktionen von Medikamenten und können die Patientensicherheit gefährden und die Lebensqualität einschränken, die hohe Medikamenteneinnahme führt zu hohen Kosten, die vielen Therapien führen zu einer zunehmenden Zahl von Nebenwirkungen usw. Bei ausgeprägten Polymorbiditäten kann demzufolge nicht die Summe aller Krankheiten und Symptome behandelt werden, sondern Arzt und Patient einigen sich auf die Einnahme einer reduzierten Anzahl an Medikamenten. Als ich in Deinen Sprechstunden dabei war, bist Du mit Deinen polymorbiden Patienten jeweils ihre Medikamentenkarte durchgegangen und hast mit ihnen geschaut, wo Abstriche gemacht werden können. Die hausärztliche Grundhaltung dabei ist, dass ein Patient nicht mehr als eine begrenzte Anzahl an Medikamenten einnehmen muss, dass die Behandlung auf das notwendige Minimum optimiert wird. In einem der Qualitätszirkeltreffen hast Du zudem gesagt, dass Du bei polymorbiden Patienten nie alle Medikamente auf einmal verschreibst, sondern die Therapie Schritt für Schritt, manchmal über ein Jahr hinweg, aufbaust. Dass Du dies machst, um Interaktionen und allfällige Nebenwirkungen beobachten zu können. Und dass Du das schrittweise Vorgehen auch aus psychologischen Gründen bevorzugst.

Du betonst, wie bei Polymorbiditäten der Kommunikation von Arzt und Patient eine zentrale Bedeutung zukommt. Denn hier gilt es herauszufinden und zu definieren, was der Fall ist und wohin der Weg geht, wie die Prioritäten gesetzt werden sollen und wie Chaos vermieden wird. Du erzählst von der Schwierigkeit, wenn die Vorstellungen von Arzt und Patient (und dessen Angehörigen) bezüglich des weiteren Vorgehens nicht deckungsgleich sind. Vor allem auch bei Fragen zum medizinischen Nutzen bei weiterführenden Behandlungen. Hier stellen sich nicht nur individuelle Fragen (Was möchte der Patient?), sondern auch berufsethische Fragen (Was ist noch sinnvoll und zumutbar?) und gesamtgesellschaftliche Fragen (Sind die eingesetzten Ressourcen zu rechtfertigen?).

In den sogenannten «Health Technology Assessments» (HTA) wird versucht, Kosten- und Wirksamkeitsanalysen von medizinischen Massnahmen zu machen. Diese Analysen basieren vorwiegend auf epidemiologischen und ökonomischen Berechnungen und werden durch ethische Überlegungen ergänzt. Hier stehen wir dann eigentlich wieder am Anfang: Die Analyseresultate können den Praktikern als Empfehlungen dienen, aber die konkrete Entscheidungsfindung im Einzelfall vermögen sie nicht zu ersetzen. Man kann die Verantwortung für einen Entscheid nicht an diese Regelwerke abgeben.

Trotz der weitgehenden Limitierung auf *hard facts* – eben das numerisch Messbare – scheinen mir die HTA wichtige Reflexionsprozesse zu etablieren: Es kommen Denkprozesse in Gang, wenn es um die Fragen geht, wo wir die Grenzen bei den zunehmenden Machbarkeiten und Begehrlichkeiten im Bereich der Medizin ziehen können und wollen. Das biologische Alter beispielsweise verliert aufgrund der präventiven und therapeutischen Möglichkeiten zunehmend an Bedeutung. «Die Grenze zwischen Prävention, Behandlung und Enhancement ist dabei äusserst verschwommen», wie ich in einem Artikel zum Thema geschrieben habe (Abraham & Baumann-Hölzle 2013).

Eine zentrale Stossrichtung bildet dabei die zunehmende Ausblendung der Endlichkeit. Mit verschiedenartigen Massnahmen kosmetischer bis medizinischer Art werden die Alterungsprozesse zu entschleunigen versucht. Diese Entwicklungen können – zumindest ökonomisch betrachtet – schnell einmal ausufern. In den

Gesprächen mit den Hausärzten kam wiederholt zur Sprache, wie die Meinungen bei präventiven oder therapeutischen Interventionen im hohen Alter oft stark divergieren. Sei es, dass Patienten oder ihre Angehörigen Massnahmen fordern, die der Arzt als unverhältnismässig oder gar sinnlos erachtet. Oder sei es, dass Ärzte Massnahmen vorschlagen, welche an den Wünschen und Bedürfnissen alter Menschen vorbeizielen und in manchen Fällen sogar ein selbstbestimmtes Sterben verunmöglichen. Ein Spannungsfeld, das der Palliativmediziner Gian Domenico Borasio (2014) in seinem Buch «Selbst bestimmt sterben. Was es bedeutet. Was uns daran hindert. Wie wir es erreichen können» eindrücklich erläutert.

Herzlich, Andrea

Liebe Andrea 14. Januar 2014

Würde zu Deinen Ausführungen nicht noch die Narration hervorragend passen, von der Du mir kürzlich berichtet hast? Es ging um eine alte Dame mit Herzinsuffizienz.

Herzliche Grüsse, Bruno

Lieber Bruno 14. Januar 2014

Ja, diese Geschichte passt sehr gut. Sie wurde mir von ihrem Hausarzt erzählt, der dreissig Jahre lang im hintersten Emmental eine Landpraxis geführt hat:

> Eine 92-jährige Frau lebt seit 20 Jahren alleine, ganz abgelegen, eine Stunde von hier [...] Sie ist jemand ganz Rührendes, aber ein schlaues Frauchen, pfiffig, wir konnten es immer gut zusammen. Sie hatte nicht viele gesundheitliche Störungen, sie hatte ihren Hund und fertig. Sie hat dort oben gelebt und hat keine Kosten verursacht und nachher ist sie ... Im Gespräch hat sie immer gesagt: ‹Herr Doktor, ich möchte dann nie ins Spital.› Ich habe die üblichen Sachen gesagt: ‹Ich weiss es nicht› oder ‹Vielleicht sind Sie trotzdem einmal froh.› Sie sagte jeweils: ‹Aber Sie wissen schon, ich will dann zuhause sterben›. Dann erkrankte sie an einer Herzinsuffizienz. Ich musste sie wegen einer akuten Herzrhythmusstörung ins Spital einweisen. Das habe ich nicht gern gemacht, aber ich wusste, sie stirbt nicht gleich. Sie hatte ein sehr gutes Umfeld mit zwei Töchtern, die jedoch nicht hier

wohnten, ganz vernünftige Bauersfrauen. Nachher kam sie ins Spital, und ich dachte, das überlebt sie vielleicht nicht. Sie wollte natürlich nicht gehen, und wenn ja, nur ins regionale Spital. Nachher verlor ich sie aus den Augen, und ein paar Tage später höre ich auf Umwegen, dass sie ins Universitätsspital gebracht worden sei [...] Dort wurde sie als herzklappenkrank beurteilt. Das wusste ich schon lange, schon etwa 20 Jahre. Aber sie wurde nun als operationswürdig beurteilt [...] Ich dachte, mich treffe der Schlag [...] [Bei einem Telefonat mit dem Spital sagte man mir, dass dies] die freie Entscheidung der Patientin und der Angehörigen [sei] [...] Die Frau ist nachher, weil sie im Moment dann doch nicht operierbar war, zurückgekommen und kam in meine Praxis. Ich fragte, wie es im Spital gelaufen sei. Und so läuft es immer, sie war nicht mehr im eigenen Milieu, die Angehörigen waren zuerst nicht dabei, sie war unter dem Eindruck des Grossspitals, dort wurde ihr unter Zeitdruck erklärt, mit Graphik und so, wie die Aortenklappe ersetzt werden kann. ‹Frau sowieso, das müssen jetzt Sie entscheiden.› Sie antwortete ihnen: ‹Ja, dann muss man es wohl machen.› Zurück in meiner Praxis [...], fragte sie dann: ‹Sie, Herr Doktor, muss ich das machen lassen?› Ich verneinte. Sie könne auch zuhause sterben. Ungefähr zwei oder drei Wochen später ist sie zuhause bei Bäri an einer Lungenembolie sanft eingeschlafen. So läuft das. Ich hatte nachher ein gutes Gespräch mit der Ärztin des Universitätsspitals und sagte: ‹Das geht nicht. Wir drängen unsere Spitzenmedizin den Leuten auf, wir stülpen sie über sie, und häufig ist der Patient [mit der Entscheidung] absolut überfordert [...]› Das ist Alltag.

Herzliche Grüsse, Andrea

Liebe Andrea   15. Januar 2014

Deine Ausführungen sind wunderbar und bestätigen meine Erfahrungen. Dazu eine Geschichte, die ich gerade heute erlebt habe. Ich bin auf meiner Monatsvisite im Altersheim. Die Pflegeleiterin teilt mir mit, dass wir einen schwer pflegebedürftigen neuen Bewohner erhalten werden. Wir hatten freie Plätze, denn über die Festtage waren zwei Bewohnerinnen verstorben. Später will sie mir den Telefonhörer überreichen. Jetzt teile ihr die Abteilungspflegeleiterin des Spitals gerade mit, unserem neuen künftigen Bewohner werde morgen noch vor der Verlegung zu uns eine PEG-Sonde[16]

16 PEG steht für Perkutane endoskopische Gastrostomie.

gelegt. Das ist eine Sonde, durch welche Patienten mit Schluckstörung Nahrung, Flüssigkeit und Medikamente durch die Bauchwand direkt in den Magen eingegeben werden kann. PEG-Sonden gehören in der Schweiz, anders als in den USA, nicht in die Philosophie von Altersheimen. Wir geben den kraftlos gewordenen Menschen mit Zuwendung Nahrung und Trinken ein, solange und so viel, wie sie die Kraft aufbringen und sich nicht verschlucken. Ess- und Trinkmengen reduzieren sich entlang der abnehmenden Kraft. Eines Tages vermögen die Patienten dann auch die Medikamente nicht mehr einzunehmen. Dies gehört alles zum Prozess vom Leben zum Tod. Mit einer PEG-Sonde kann dieser Weg nicht mehr gegangen werden. Man kann Menschen, zynisch gesagt, über den Tod hinaus mit Vollwertnahrung und Flüssigkeit versorgen. Sterbeprozesse können endlos in die Länge gezogen werden. Kurz, wir wollen keine PEG-Sonden. Ich rief die zuständige Ärztin des Spitals an. Sie war an den Entscheiden, in welche auch die Familie einbezogen worden sei, nicht beteiligt gewesen, sagte aber, dass der Patient wegen seines austherapierten Parkinsonleidens aus eigener Kraft keine genügende Essmenge mehr einzunehmen vermöge. «Ernährung wofür?», fragte ich. Der Patient hatte keine Aussicht auf eine Verbesserung seiner desolaten Situation. Ich meinte zudem, dass eine so grosse Entscheidung bei einem schwerstkranken, polymorbiden Patienten nicht zwei Tage vor der Verlegung in eine andere Institution gefällt werden dürfe. Dem neuen Ort, wo mehr Zeit für die pflegerische Zuwendung beim Essen aufgewendet werden kann, sollte die Chance gegeben werden, die Situation auf natürlichem Weg zu bewältigen. Eine PEG-Sonde sei bald gesetzt, falls man es dann für nötig befände.

Sie nahm dieses Anliegen verständnisvoll entgegen, besprach es mit ihren Oberen und rief mich, wie versprochen, sehr bald wieder an. Die PEG-Sonde soll nicht wegen des Essens gelegt werden, sondern wegen der Medikamenteneinnahme. Der parkinsonkranke Mann sei sehr oft im «off» (Bewegungsstarre) und sei dann nicht mehr in der Lage, die nötigen Medikamente, welche die Starre ein bisschen lösen könnten, zu schlucken. Für jede Medikamentendosis eine Magensonde zu stecken, sei ein ungutes Unterfangen. Meine Argumente von vorhin gälten auch für die Medikamenteneinnahme, sagte ich. Sie verstand es erneut. Der Chefarzt sei zuständig, den erreiche sie aber gerade nicht. Er sei ausser Haus. Sie versuche es per E-Mail und Telefon und wolle ihn überzeugen, von der PEG-Einlage vorerst abzusehen, damit wir danach im Heim entscheiden können. Sie wird mich morgen anrufen. Nun hoffen wir sehr, dass diese PEG-Sonde morgen nicht gesetzt wird.

Herzlich, Bruno

Lieber Bruno   1. Februar 2014

Wie ging es mit diesem Patienten weiter?

Herzliche Grüsse, Andrea

Liebe Andrea   3. Februar 2014

Es ging dann bestens ohne PEG-Sonde. Auch den Blasenkatheter haben wir bald entfernen können. Der Patient konnte ohne Schläuche seinen Möglichkeiten entsprechend ordentlich gut und zufrieden weiterleben. Das Essen haben wir ihm erleichtert, indem wir ihm neben den Hauptmahlzeiten, die wir ihm eingeben mussten, auch Speisen gaben, die er selber mit den Fingern in seinen Mund schieben konnte. Bald stellten sich erneut grosse, akute gesundheitliche Probleme ein. Auf eine Hospitalisation haben wir dann bei dieser Gesamtsituation in Absprache mit der Familie verzichtet. Wenige Tage danach ist der Patient im Heim ruhig verstorben.

Herzlich, Bruno

Lieber Bruno   3. Februar 2014

Kann man sagen, dass das, was Du hier an diesem Einzelfall eindrücklich illustrierst ‹typisch› ist für Deine Disziplin? Dass Deine Art des Eingreifens also sozusagen einer hausärztlichen Epidemiologie entspricht?

Herzlich, Andrea

Liebe Andrea 4. Februar 2014

Mit Deiner Frage leitest Du zu einer Reflexion über die Spezifität der hausärztliche Epidemiologie über. In meiner Antwort werde ich diversen qualitätsrelevanten Begebenheiten Beachtung schenken. Ich will die unterschiedliche Bedeutung von gleichen Symptomen beim Hausarzt und beim Spezialisten zeigen. Ich will veranschaulichen, dass in den beiden Behandlungskontexten unterschiedliche Epidemiologien bestehen und dass deshalb andere Regeln gelten und unterschiedliche Guidelines erforderlich sind. Und ich will zeigen, dass heute viele Patienten, vor allem im Präventionsbereich, gefährlich überbehandelt werden. Begeben wir uns also auf dieses Minenfeld.

In unseren letzten Briefen sprachen wir von den hausärztlichen Bemühungen und Schwierigkeiten, wenn es darum geht, wissenschaftliche Resultate, die sich aus statistischen Durchschnittszahlen zusammensetzen, auf Einzelpersonen zu übertragen. Guidelines sollen bei diesem Transformationsprozess helfen. Warum der Transformationsprozess für die Hausarztmedizin so herausfordernd ist und warum Guidelines völlig anderen Ansprüchen genügen müssen, wenn sie für spezialärztliche Settings oder in der Hausarztmedizin angewendet werden, möchte ich nun erläutern. Und ich möchte zeigen, dass Guidelines für die Hausarztmedizin ausschliesslich im Setting der Hausarztmedizin entwickelt werden müssen.

Dazu will ich mich nochmals dem Stacey-Diagramm (siehe Abb. 1, S. 81) zuwenden. Je umschriebener das zu lösende Problem ist, desto grösser sind Sicherheit und Übereinstimmung betreffend des Vorgehens, desto mehr befinden wir uns im linearen Bereich des Diagramms. Dies trifft eher für spezialmedizinische Gebiete zu. Heute ist man sich z.B. weitestgehend einig, dass eine Blinddarmentzündung operativ behandelt werden soll. Je undefinierter ein Problem ist, desto kleiner sind Sicherheit und Übereinstimmung. Dies trifft eher im hausarztmedizinischen Bereich zu. Wir befinden uns im komplexen Bereich des Diagramms und manchmal sogar am Rand des Chaos.

Unklare Situationen finden sich typischerweise in der Hausarztpraxis, und deswegen ist die Hausarztmedizin die komplexeste der medizinischen Disziplinen (McWhinney 1996). Die vom Patienten an den Hausarzt herangetragenen Beschwerden sind meist relativ neu aufgetreten. Beim ersten Kontakt mit dem Hausarzt befinden sie sich oft in einem noch undifferenzierten Anfangsstadium mit nicht vorhersagbarer Entwicklung. Gleiche Symptome können Ausdruck einer selbstlimitierenden Befindlichkeitsstörung sein oder erstes Anzeichen einer katastrophalen Erkrankung. Denken wir z.B. an Müdigkeit oder an Bauchschmerzen, alles häufige Symptome beim Hausarztbesuch. Hinter ihnen kann alles stecken, eine harmlose funktionelle Störung, psychosomatische Phänomene, eine Infektion, eine Blinddarmentzündung etc. Oder vielleicht sind sie ein erstes Anzeichen eines schweren und unheilbaren Leidens. Entsprechend unterschiedlich müssen bei einem ‹gleichen› Phänomen die Reaktionen des Hausarztes ausfallen. Sie bewegen sich zwischen Symptomlinderung und beobachtendem Zuwarten (watchful waiting), bis hin zu einer raschen Abklärung oder notfallmässigen Intervention. Wissenschaftliche Guidelines für die Hausarztmedizin müssen dieser gesamten Palette an Möglichkeiten gerecht werden.

Der Hausarzt ist üblicherweise die erste Anlaufstelle für alle Krankheiten und Probleme im sozialen Kontext, wobei letztere oft als somatische Probleme angemeldet werden. Die Symptome sind unfiltriert und unselektioniert. Entsprechend ist die Zahl einzelner spezifischer Krankheiten klein und deren Häufigkeit (Prävalenz) niedrig. Damit befinden wir uns im komplexen Bereich von Staceys Diagramm. Den Spezialisten oder dem Spital werden hingegen vom Hausarzt vorselektionierte Patienten zugewiesen. Damit steigen in einer Spezialdisziplin Zahl und Häufigkeit von spezifischen Krankheiten. Wir befinden uns näher im linearen Bereich von Staceys Diagramm. Nehmen wir zur Illustration das Beispiel der Heiserkeit. Diese kommt in der Hausarztpraxis nicht sehr häufig vor, sie kann aber auch vieles bedeuten. Meistens jedoch handelt es sich um einen harmlosen und selbstheilenden viralen Infekt von Kehlkopf und Stimmbändern. In der Regel sind lediglich lindernde Massnahmen erforderlich, und man informiert und beruhigt den Patienten. Bei Heiserkeit, die vom Hausarzt einem HNO-Spezialisten zugewiesen wird, steigt die Häufigkeit an spezifischen Kehlkopfkrankheiten und auch der Kehlkopfkrebs-Erkrankungen.

Diese Situationen erfordern weitere Abklärungen und spezifische Therapien nach spezialärztlichen Richtlinien. Entsprechend diesen unterschiedlichen Prävalenzen müssen Guidelines für Heiserkeit für den HNO-Spezialisten und den Hausarzt völlig unterschiedlich ausfallen.

Die beim Hausarzt und Spezialisten unterschiedliche Prävalenz von Krankheiten beeinflusst auch die Vortestwahrscheinlichkeit, Sensitivität und Spezifität von vielen diagnostischen und präventiven medizinischen Tests und damit deren Aussagekraft. Ein D-Dimer®-Bluttest zum Ausschluss/Nachweis einer Beinvenenthrombose oder Lungenembolie hat auf einer Spitalnotfallstation bei Patienten, die vom Hausarzt wegen Verdacht auf diese Krankheiten zugewiesen wurden, eine eindeutigere Aussagekraft als bei Patienten mit unspezifischen Beinschmerzen, Schwellungen und Atemnot in der Hausarztpraxis. Dasselbe gilt für weitere Bluttests: pro-BNP® für den Nachweis einer Herzinsuffizienz und Troponin® für den Nachweis eines Herzinfarkts beim Hausarzt oder auf der Spitalnotfallpforte. Guidelines für die Hausarztmedizin müssen alledem Rechnung tragen.

Die Aussagekraft präventiver Krankheits- und Tumor-Screenings (Reihenuntersuchung innerhalb eines Teils der Bevölkerung) verändert sich durch die Prävalenz der gesuchten Krankheit in unterschiedlichen Gruppen massgeblich. Sensitivität (Fähigkeit der Skala, Risikopatienten zu erkennen) und Spezifität (Fähigkeit der Skala, risikofreie Patienten zu erkennen) einer Screening-Untersuchung können noch so gut sein, bei niedriger Prävalenz der gesuchten Krankheit gibt es viel mehr falsch positive (Gesunde werden als krank herausgefiltert) und falsch negative Resultate (Kranke werden verpasst). Entsprechend den unterschiedlichen Prävalenzen müssen Guidelines für Screening-Empfehlungen für spezialärztliche und hausärztliche Patientengruppen anders lauten.

Die Dauer einer Krankheitsentwicklung vom ersten, noch unbemerkten und meist noch therapierbaren Beginn einer Krankheit bis zum Auftreten von ersten klinischen Symptomen, die durch den Patienten selber oder durch eine hausärztliche Untersuchung entdeckt werden, spielt eine bedeutende Rolle. Je langsamer eine Krankheit sich entwickelt, desto grösser ist die Wahrscheinlichkeit, dass sie durch Untersuchungen in regelmässigen Abständen entdeckt wird. Während der wegen noch fehlender Symptome unbemerkten Phase dürften sich die meisten der später Erkrankenden irgendwann wegen anderer Probleme in hausärztlicher Betreuung befinden. Mit den ersten Krankheitsanzeichen dürften sie sich durch Zuweisung vermehrt bei Spezialisten der betreffenden Körperregion ansammeln. Guidelines und verfügbare Tests zur frühzeitigen Diagnosestellung beim Hausarzt, wo sie aus krankheitsbiologischen Gründen zweifellos am wirksamsten wären, müssten ganz anderen Anforderungen genügen als beim Spezialisten. Auch dieser Umstand erfordert völlig unterschiedliche Guidelines für Screening- und Vorsorge-Empfehlungen. Nehmen wir als Beispiel den PSA-Wert zur Früherfassung eines entstehenden Prostatakarzinoms. Die Testresultate dürften unter den beschwerdefreien Männern in der Hausarztpraxis wegen des oft langsamen Wachstums dieses Tumors viel häufiger falsch positiv oder negativ ausfallen als unter den Männern, die vom Hausarzt wegen Prostata- oder Blasenbeschwerden einem Urologen zugewiesen wurden. Screening-Guidelines sind kaum für beide Berufsfelder gleich zu gestalten.

Ein weiteres Problem ergibt sich daraus, dass histologisch bösartige Befunde nicht immer einen biologisch bösartigen Verlauf nach sich ziehen. Dies trifft vor allem beim Brust- und Prostatakrebs zu. Mit Guideline-gestützten Screenings bei gesunden Altersgruppen mit Hilfe von Mammographie bei den Frauen und PSA-Bestimmung bei den Männern werden heute vermehrt Frühstadien dieser beiden Krankheiten entdeckt. Aufgrund der bösartigen Histologie werden viele Frauen und Männer frühzeitig operiert, chemo- und radiotherapiert, gefolgt von jahrelangen medikamentösen Therapien und Verlaufskontrollen. Die Zahl an brust- und prostatakrebskranken Menschen und die Therapieerfolge sind in den letzten Jahren deutlich angestiegen. Die Todesfälle an diesen Krankheiten sind jedoch nicht wegen der Früherkennung gesunken, sondern wegen verbesserter Therapiemöglichkeiten auch in weiter fortgeschrittenen Tumorstadien. Ganz offensichtlich wurden durch die aggressive Suche viele langsam wachsende Tumore herausgefiltert, an denen die Trägerinnen und Träger weder symptomatisch erkrankt noch gestorben wären. Und gleichzeitig scheinen biologisch bösartige und rasch metastasierende Tumore dem

Screening-Raster entgangen zu sein. Man hat histologisch bösartige, aber biologisch gutartige Tumore diagnostiziert und wie Krebsleiden behandelt. Die betroffenen Frauen und Männer wären eines Tages an einer anderen Krankheit und MIT diesen Tumoren, aber nicht WEGEN dieser Tumore gestorben.

Die meisten dieser unnötig krank gemachten Menschen befinden sich erwartungsgemäss in hausärztlicher Behandlung. Es gilt, aus diesen bisherigen wertvollen Erfahrungen die nötigen wissenschaftlichen Schlüsse zu ziehen und neue valable Guidelines für die Tumorsuche im Niederprävalenzbereich der Hausarztmedizin zu schaffen. Alle diese Beispiele zeigen die Notwendigkeit des Kontextes bei der Schaffung und Anwendung von EBM-gestützten Guidelines. In manchen Situationen kumulieren sich die oben genannten Besonderheiten, und entsprechend unsicherer wird das Ganze. Alle diese Erkenntnisse über die Unschärfen bei jeder Art von medizinischen Handlungen verunsichern die Medizinwelt zunehmend. Aufgrund der oben genannten Begebenheiten wirken sie sich ganz besonders unter den hausärztlichen Patienten aus. So ist es nicht überraschend, dass Kritik an der aktuellen Situation zuerst unter den Hausärzten entsteht. Schutz vor unnötigen Untersuchungen, unnötiger Therapie und Prävention sind seit wenigen Jahren brandaktuelle Themen. Die Qualität für den Patienten liegt immer öfter im Weglassen – ‹Weniger ist mehr›. Marc Jamoulle hat diese Sichtweise ins Leben gerufen. Er nennt sie «quartäre Prävention» (Kuehlein et al. 2010).

Herzlich, Bruno

Lieber Bruno   5. Februar 2014

Wir tauschen uns über die quartäre Prävention zu einem sehr passenden Zeitpunkt aus: Zufälligerweise ist dieser Tage der Mammographiebericht des Swiss Medical Boards (SMB) publiziert worden und hat erwartungsgemäss eine grosse Kontroverse ausgelöst (Biller Andorno & Jüni 2014). Das SMB kommt zum Schluss, dass keine populationsübergreifenden Mammographiescreenings vorgenommen werden sollten, und argumentiert dabei primär mit dem Verhältnis von überdiagnostizierten Mammakarzinomen gegenüber den tatsächlich geretteten Leben/Lebensjahren. Seit der Veröffentlichung des Berichts ist Feuer im Dach bei den Vertretern des Gesundheitswesens. Eine emotionale Debatte findet statt, in der jeder dem anderen die Interpretationshoheit bei der bestehenden Datenlage abspricht. Bei den Argumentationen der Debatierenden vermischen sich die Dinge: Studiendesign, Kosten/Nutzen-Berechnungsarten, Einzelfallschilderungen (Betroffenenjournalismus), kantonale Interessen, Interessen der Brustzentren und ihrer Mitarbeitenden usw.

Es sind unterschiedliche Ansichten und ‹Wahrheiten›, die sich hier gegenüberstehen. Parallel dazu unterscheiden sich die Qualitätsdefinitionen der involvierten Akteure: Während die einen Qualität als sorgfältiges Abwägen im Einzelfall definieren, ist für andere das populationsübergreifende Screening Ausdruck einer qualitativ hochstehenden Gesundheitsversorgung und Prävention. Spannend an dieser Kontroverse finde ich zum einen, dass sie verdeutlicht, wie konstruiert und auf unterschiedlichste Weise interpretierbar vermeintliche ‹Fakten› sind. Zum anderen, dass medizinische Bereiche heute stark durch die Ökonomie, das Recht und die Ethik mitbestimmt werden. Standards und Routinen werden hinterfragt. Am Thema Screening zeigt sich in aller Deutlichkeit, dass die Medizin ein Verhandlungsfeld geworden ist.

Du betonst, dass es aufgrund der niedrigen Prävalenz – beispielsweise von Prostatakrebs – in der Grundversorgung andere Screening-Richtlinien braucht als in der Spezialistenmedizin mit einer höheren Prävalenz. Das ist in Screening-Debatten wie der aktuell stattfindenden kein Thema, wie mir scheint. Von den Kritikern der Massenscreenings wird zwar gefordert, dass die Entscheidung für oder gegen Tests im Rahmen der Arzt/Patienten-Interaktion stattfinden soll, aber woran sich die Ärzte konkret orientieren sollen, davon ist nicht die Rede.

Die Herausforderung, Standards, statistische Wahrscheinlichkeiten und die in der Zukunft liegenden Möglichkeiten (Rose 2007) auf den individuellen Fall anzuwenden, kam in einem Qualitätszirkeltreffen gut zum Ausdruck. Thema waren die Prävalenz von Männern mit einem Prostatakarzinom und der Stellenwert der PSA-Screenings. Das war 2011, kurz nachdem das Swiss Medial Board (SMB) sich in seinem Bericht gegen standardisiert eingesetzte PSA-

Screenings bei Männern ohne Risikofaktoren und Symptome ausgesprochen hat. Das SMB argumentierte, dass PSA-Screenings bei dieser Population nur einen geringen Effekt auf die krankheitsspezifische Mortalität hätten. Es wurde deshalb nicht als gerechtfertigt erachtet, den PSA-Wert an Männern zu bestimmen, die weder in eine bestimmte Risikogruppe gehören noch Symptome eines Karzinoms zeigten. Das SMB empfahl folglich, dass die PSA-Untersuchung bei dieser Kategorie von Männern nicht über die Allgemeine Krankenversicherung abgerechnet werden soll.

Auch wenn die Empfehlungen des SMB keinen bindenden Charakter haben, so löste der Bericht doch eine grosse Kontroverse aus. Wochenlang diskutierten Fachpersonen in der Tagespresse und in medizinischen Zeitschriften über die Legitimität der Empfehlung. Interessant waren die Diskussionen auf lokaler Ebene, sprich in Eurem Qualitätszirkel. Ein Qualitätszirkelmitglied kritisierte, dass die ganze Kontroverse auf einer Ebene stattfinde, die sich an statistischen Berechnungen ausrichte, nicht aber auf jener des einzelnen Patienten. «Wir behandeln individuelle Fälle und keine Statistiken» – war denn auch seine Aussage. In der Gruppe wurde bemerkt, dass generelle Empfehlungen auf einer Metaebene greifen, aber im direkten Kontakt mit dem Patienten kaum anwendbar sind. Ein anderes Qualitätszirkelmitglied meinte, dass es deshalb den Entscheid für oder gegen eine Bestimmung des PSA-Werts seinen Patienten überlasse. Das wiederum stiess auf grossen Protest in der Gruppe: Man könne den Patienten mit diesem Entscheid nicht alleine lassen, sondern dieser müsse im Rahmen eines gemeinsamen Entscheidungsprozesses *(shared decision-making)* entwickelt werden, weil es ja eben keine klare Antwort auf die Frage gäbe, ob sich der Patient dem Test unterziehen solle oder nicht. Jemand aus der Gruppe ergänzte, dass er von seinen Patienten dabei oft gefragt werde, ob er bei sich selber einen solchen Test durchführen würde.

Herzliche Grüsse, Andrea

Liebe Andrea 6. Februar 2014

Denkst du, dass das SMB etwas anderes erwartet hat als diese vehemente Verteidigungsübung aller in das Mammographie-Screening involvierten Gelehrten? Wo Glaube und Wissenschaft sich begegnen, gewinnt am Ende oft der Glaube. Abbiegen von einem einmal gewählten Weg ist enorm schwierig. Beim Glauben weiss man nie so recht, welche Triebfedern dahinter stecken. Ist es echte Besorgtheit, Geld, Macht, Vermischung von individuellem Patientenberatungsdenken und statistisch geprägtem Public-Health-Denken oder Mühe bei der Unterscheidung von relativem und absolutem Risiko mit «number needed to treat/harm» (NNT/NNH[17])? Die quartäre Prävention hat noch einen weiten Weg zu gehen.

Kannst Du auf der Basis Deiner Dissertation Aussagen dazu machen, in welchen Fällen ein Hausarzt, eine Hausärztin entscheidet, ob er oder sie einen Risikopatienten oder eine Risikopatientin vor sich hat? Wenn man weiss, dass eine gewisse Prozentzahl an Männern einer bestimmten Altersgruppe an einem Prostatakarzinom leidet, wie beeinflusst das die Entscheidungen meiner Kolleginnen und Kollegen?

Herzlich, Bruno

Lieber Bruno 7. Februar 2014

Stefan Ecks, ein Medizinanthropologe, meint, dass die Ärzte mit dem erhöhten Stellenwert der EBM immer stärker so beeinflusst werden, dass sie ihre Entscheidungen immer mehr an statistischer Evidenz als an konkreten klinischen Beobachtungen ausrichten (2008: S80). Meine Beobachtungen Eurer Arbeit hingegen verweisen eher auf ein Oszillieren, eine Hin-und-her-Bewegung zwischen Statistiken und Richtlinien und der ärztlichen Wahrnehmung der spezifischen Situation. Dabei wird in einem dialektischen Prozess zwischen statistischer, klinischer und persönlicher Signi-

---

17 NNT ist die Zahl der Patienten, die behandelt werden muss, damit einer von einer Behandlung profitiert. NNH ist die Zahl der Patienten, die behandelt werden muss, damit einer einen Schaden aus der Therapie erleidet.

fikanz (Sweeney et al. 1998) abgewogen. In den Entscheidungsprozess fliessen epidemiologische und biomedizinische Aspekte, aber auch Kontextwissen, Erfahrung, Intuition, ethische Überlegungen und die Wünsche und Zweifel des Patienten ein. Ein interviewter Hausarzt stellt sich die Medizin als Tisch vor, bei dem jedes Tischbein eine Wissensform darstellt. Für die Entscheidungsfindung in komplexen Situationen werden alle vier Tischbeine benötigt, sonst wird es ein ‹wackliger› Entscheid. Er illustriert dies anhand seiner grossen Leidenschaft, dem Bergsteigen:

> Ich bin Bergsteiger. Und das schon länger, als dass ich Arzt bin. Für die Beurteilung der Lawinengefahr gibt es so [Modelle]. Ich weiss nicht, ob Sie das kennen. Werner Munter hat Modell dazu gemacht, wie man die Lawinengefahr an einem Hang lokal einschätzen kann. Das ist für mich ein Modell, das ich in einer gewissen Art auf meine Arbeit übertragen kann: [Mit diesem Modell kann ich abwägen], ob sich eine gefährliche Situation ergibt, weil viele Sachen zusammenkommen oder weil wenige Sachen zusammenkommen. Ich war in Südamerika am Aconcagua, das ist der höchste Berg des amerikanischen Kontinents. Ich bin dort auf den Gipfel gestiegen, der nicht ganz 7'000 Meter hoch ist, 6'940 oder so. Das Problem dort ist, dass man sich frei bewegen kann. Man steigt sehr schnell auf, und viele Leute werden höhenkrank. Ich bin dort hinaufgestiegen. Beim Abstieg kam ich im obersten Lager vorbei, wo ein Italiener lag, der völlig verwirrt war. Ich habe diesem Italiener gesagt, dass er mit uns hinunter kommen müsse, und dass ich ihn mitnähme. Er antwortete, dass er nicht mitkomme, auf gar keinen Fall. Er hat auf Englisch immer ‹eins, zwei, drei, mir geht es tiptop, eins, zwei, drei, mir geht es tiptop› gesagt. Dann kam ein Arzt – ein Amerikaner – hinzu und sagte, dass er in Cambridge Neurologe sei. Ich solle jetzt verschwinden, er schaue zu diesem Patienten. Am nächsten Tag war er [der Italiener] tot [...] Ich glaube, dass es bei der Intuition im Bergsteigen so ist, dass [...] man zuerst sehr viel können und wissen muss, bevor man sich auf die Intuition verlassen kann. Die Intuition spielt mir manchmal sogar Streiche [...] Aber jetzt im Falle der Lungenembolie darf ich wirklich sagen, dass es nicht so ist, dass ich nun übermässig viele Leute zu Lungenembolieabklärungen schicke. Ich denke einfach daran, so wie andere Leute auch daran denken. Ich habe mich aber auch gefragt, was passiert, wenn eines Tages wirklich jemand, den ich betreue, an einer Lungenembolie stirbt. Das wird realistischerweise, statistisch gesehen, einfach eines Tages passieren. Was wird das für mich bedeuten?

Ich muss hier ergänzen, dass dieser Hausarzt im Jugendalter seine Schwester an einer nicht erkannten Lungenembolie verloren hatte und er in seiner ärztlichen Tätigkeit deshalb besonders aufmerksam ist, wenn Symptome einer möglichen Lungenembolie vorliegen. Aber zurück zum Bergsteigen und Risikoabwägung: Mit seinem Fachwissen, seiner Erfahrung und seiner Intuition – man könnte hier auch von Affektlogik sprechen (Ciompi 2003) – war es dem Hausarzt möglich, die prekäre Situation des italienischen Bergsteigers zu erfassen. In diesem Fall hätte er den richtigen Entscheid gefällt und das Leben des Mannes retten können. Er betont aber anhand dieser Geschichte auch, dass es in der Medizin trotz sorgfältiger Entscheidungen keine absoluten Sicherheiten geben kann. Die Unsicherheit sei etwas, das man sich als intrinsisches Merkmal mit diesem Beruf einkaufe, meinte eine interviewte Hausärztin (siehe auch Jenkins et al. 2005: 14). Quartäre Prävention bedeutet in diesem Zusammenhang nicht, sich gegen jegliche präventiven, diagnostischen und therapeutischen Massnahmen zu stellen, sondern Unsicherheit als Bestandteil der (Hausarzt-)Medizin in den ärztlichen Alltag zu integrieren. Quartäre Prävention heisst demnach, im konkreten Fall die Verhältnismässigkeit einer Intervention zu bestimmen. Es ist bestimmt kein Zufall, dass dieser junge Ansatz ausgerechnet in der Hausarztmedizin (durch den belgischen Hausarzt Marc Jamoulle) entwickelt und in den *Wonca Dictionary* aufgenommen wurde.

Herzliche Grüsse, Andrea

Liebe Andrea 22. Februar 2014

«Fachwissen, Erfahrung und Intuition» und «Oszillieren zwischen Statistiken und Richtlinien und der ärztlichen Wahrnehmung» als Entscheidungsgrundlagen in allen Bereichen der Medizin, besonders aber im Kontext der Hausarztmedizin: eine wunderbare Zusammenfassung des bisher Gesagten. Jedes dieser Elemente ist unentbehrlich für eine gute Medizin. Und die Verbindung dieser Elemente ergibt einen guten Arzt. Mit ihnen kann der Arzt die richtige Massnahme zur richtigen Zeit beim richtigen Patienten treffen, das Richtige tun oder das Falsche unterlassen. Genau das ist es doch, was jeder Patient von seinem Arzt selbstverständlich erwartet. Der Patient will gesund bleiben und mit Hilfe seines Arztes – er spricht nie von seinem Mediziner – aufkommende Krankheiten verhindern oder so gut wie möglich heilen. Dies auf einem möglichst direkten Weg mit den für ihn richtigen und gemäss seiner persönlichen Lebensphilosophie geeigneten Mitteln.

Damit kommt der individuelle Patient als Person ins Spiel. Um ihn geht es in der Medizin. Um ihn als Individuum als Teil seiner Mikro- und der Makrogesellschaft. Das dürfen wir bei allen Diskussionen um die Qualität in der Medizin nie vergessen. Mit dem individuellen Patienten wird die bereits komplexe Situation noch unsicherer und komplexer. Statistiken als medizinische Entscheidungsgrundlage genügen nicht mehr. Der Mediziner wird zum Arzt. Als Arzt muss er mit seinem Patienten oft von der geraden und schnellen Hauptstrasse von Wissenschaft, EBM und Richtlinien auf Seitenstrassen ausweichen. Diese sind oft kurvenreich und führen immer wieder auf unwegsamen Feldwegen durch unwägbare Landschaften (Kontext) in Richtung Ziel, der Gesundheit des Patienten, soweit dies möglich ist – und was immer der Patient unter Gesundheit versteht. Oft sind die Koordinaten ungenau oder gar nicht festgelegt. Und sie verschieben sich während der Fahrt immer wieder. Die Varianz wird zur Norm.

Auch der gesellschaftliche Kontext kommt ins Spiel. Der gesellschaftliche Kontext beeinflusst die Welt aller Beteiligten, die Welt der Medizin als wissenschaftliches Fach, die Welt des Arztes mit seiner Zugehörigkeit zum medizinischen Fach und mit seinem privaten sozialen und philosophischen Hintergrund, die Welt des Patienten mit seinem sozialen und philosophischen Hintergrund und seiner Information über die medizinischen Möglichkeiten. Der gesellschaftliche Kontext definiert, was Gesundheit und Krankheit ist, und damit das Ziel der Medizin, an dem deren Qualität gemessen werden kann. Leider ist diese Zieldefinition weniger genau, als man erwarten würde, oder sie existiert gar nicht. Die WHO-Definition setzt mit ihren absoluten Erwartungen ein Höchstziel für alle: Sie versteht Gesundheit als einen «Zustand des vollständigen körperlichen, geistigen und sozialen Wohlergehens»[18] und nicht nur als das Fehlen von Krankheit oder Gebrechen. Mit dieser Defi-

---

18 Vgl. http://www.admin.ch/opc/de/classified-compilation/19460131/2014050 80000/0.810.1.pdf, gesamte WHO-Verfassung in deutscher Sprache.

nition des Ideals schiesst sie weit über das Ziel hinaus, und die daran geknüpften Forderungen sind praktisch nicht umsetzbar. Zurzeit sind wir auf der spannungsreichen Suche nach dem, was wir aus dem rasant wachsenden Bereich des medizinisch-technisch Möglichen für die individuellen Menschen im Kontext ihrer Gesellschaft als sinnvoll und machbar erachten. Dabei orientieren sich Medizin, Politik und Gesellschaft immer noch weitgehend am ‹modernen› Ziel der WHO-Definition, bei dem die maximale technische Machbarkeit den Takt angibt. Ärzte, vor allem Hausärzte, fokussieren mit Blick auf die individuellen Bedürfnisse des einzelnen Patienten hingegen zunehmend auf ‹postmoderne› Ziele, die das für das Individuum Sinnvolle und in seiner Gesellschaft Mögliche, das Optimum, betreffen. Die Qualität der Medizin innerhalb dieser Spannungsfelder zu definieren, wird zur Suche nach der Quadratur des Kreises.

Zum ‹modernen› Denkansatz gehört die Lebensphilosophie: «Tun ist besser als Lassen». Sie steht der Idee der quartären Medizin diametral gegenüber. Negative Folgen aus unnötigem Tun werden allgemein besser toleriert als Schäden, die aus Unterlassungen entstehen. Bei den einzelnen Ärzten führt das zu einem Absicherungsverhalten. Man empfiehlt und tut alles, über das Nötige hinaus, um ja nichts unterlassen zu haben und deswegen womöglich gerichtlich belangt zu werden. Für die Menschen resultiert aus dieser gesellschaftlich getragenen Lebensphilosophie eine grundlegende Verunsicherung verbunden mit einer angstinduzierten Anspruchshaltung. Bei der geringsten Störung will man alles Erdenkliche tun, um – mit einem Worst-Case-Szenario vor Augen – die Sicherheit der Gesundheit nicht zu gefährden. Und man unternimmt bis zum Lebensende alles, was den Tod noch ein kleines bisschen hinausschieben könnte. Medizin und Bevölkerung schaukeln sich unter dieser philosophischen Grundhaltung gegenseitig bis zu den äussersten Grenzen von Nutzen und Bezahlbarkeit auf. Eine medizinische Beratung in diesem Umfeld ist für Arzt und Patient extrem herausfordernd. Alle diese Aspekte sind relevant für die Qualität und müssten entsprechend berücksichtigt werden. Welche Qualität wollen wir sichern, entwickeln, fördern?

Herzliche Grüsse, Bruno

Lieber Bruno   26. Februar 2014

Was sind in Deinen Augen Lösungsansätze für eine Qualitätsentwicklung in dieser komplexen Situation? Welche Instrumente gibt es, um quartäre Prävention zu betreiben? Diese können ja nicht einfach linear sein, sondern sind ebenfalls im komplexen Bereich anzugliedern.

Herzliche Grüsse, Andrea

Liebe Andrea   2. März 2014

Ich nenne Dir gerne einige Ansätze. Die *narrative-based medicine* (NBM), die Du früher schon erwähnt hast, ergänzt die *evidence-based medicine* (EBM). Dabei rückt das Kranksein, das individuelle Krankheitserleben, die *illness* eines Patienten, ins Zentrum der Aufmerksamkeit. Der Patient erzählt seine Krankheitsgeschichte. Der Arzt hört dem Patienten zu und stellt diese Geschichte auf eine gleichwertige Stufe wie die darin enthaltene Krankheit, die pathologische Entität, die *disease*. Dies führt zu einer individualisierten und ganzheitlichen Sicht des Arztes auf den Patienten, zu Abklärungen, Therapien und Unterlassungen, die auf den Patienten zugeschnitten sind und weit von den Guidelines abweichen können. Vielleicht führen diese Schilderungen zu Resultaten, die aus einer rein medizinischen Sicht nicht zulässig sind, für den Patienten hingegen eine verträgliche Lösung bieten.

Qualitätserhebungen, Lehre und Forschung im Rahmen der *narrative-based medicine* können nicht auf den in der Medizin üblichen quantitativen, Gruppen-vergleichbaren Zählmethoden aufgebaut werden. Es müssen qualitative Methoden angewendet werden, wie sie in den Sozialwissenschaften üblich sind, wie die teilnehmende Beobachtung, semistrukturierte Interviews, Narrationen, Essays, Film, interaktive Workshops, moderiertes *problem-based learning*, Kunst etc. Damit kann das in den individuellen Krankengeschichten inhärente Allgemeine durch induktive Herangehensweise für Lehre, Forschung und Qualitätsentwicklung herausdestilliert werden.

Shared decision making und patient empowerment lösen die herkömmliche paternalistisch gewichtete Arzt-Patienten-Beziehung ab. Sie gehen auch über den informed consent hinaus. Der Arzt und der Patient sind Experten, jener für die wissenschaftlich-medizinische Basis, dieser für seine Bedürfnisse und Ressourcen. Gemeinsam halten sie in der Konsultation ein Expertentreffen ab.

Gemeinsam suchen sie in einem vertieften Diskurs nach konformen Entscheidungen im für beide komplexen Feld der Unsicherheit. Dafür ist ein bestmögliches Informationsgleichgewicht zwischen Arzt und Patient erforderlich. Informationen beschafft sich der Patient oft schon selber im Vorfeld der Konsultation im Internet bei «Dr. Google». Oder er ist in den Medien beiläufig auf Informationen zu seiner Gesundheitsstörung aufmerksam geworden. Oder der Arzt gibt ihm die nötigen Informationen in der Sprechstunde. Die Herausforderung dabei ist, das Wissen für medizinisch nicht geschulte Menschen zugänglich zu machen, die Informationen möglichst frei von Ideologien zu präsentieren und Heilsversprechungen massvoll zu relativieren.

Der Arzt darf seinen Patienten in diesem manchmal langwierigen Entscheidungsprozess nicht sich selber überlassen, sondern muss ihn sehr gut begleiten. Nehmen wir als Beispiel den PSA-Test: Der 45-jährige Patient will den PSA-Test nach dem kritischen Beratungsgespräch mit seinem Arzt unbedingt durchführen. Ohne klare medizinische Indikation. Und der PSA-Wert ist erhöht. Wie geht man nun weiter vor? Warten, die Krebsangst betreuen, den Test wiederholen, ein urologisches Konsilium, Biopsie? Wie beurteilt man hier die Qualität des hausärztlichen Handelns?

Ich wollte aufzeigen, welche Kräfte wirken, sobald der Patient – und mit ihm die ganze Gesellschaft mitsamt ihrer Philosophie, unter deren Einflussbereich die medizinische Wissenschaft, Arzt und Patient stehen – in das Entstehen von Qualität mit einbezogen wird. Das Messen der Qualität von Entscheidungsprozessen, die auf dem Boden der unterschiedlichen Expertenschaften von medizinischer Wissenschaft, Hausarzt, Patient und Gesellschaft zustande kommen, ist eine herkulische Herausforderung. Nur Teilqualitäten zu messen, würde dem Ganzen nicht gerecht. Trotzdem dürfen wir nicht auf den Qualitätsdiskurs verzichten. Die Qualität soll für uns alle als Attraktor eines «komplex adaptiven Systems» im Raume stehen, und zwar als Ziel, auf das wir uns alle hinbewegen. Die Qualität soll jedes Denken, Handeln und Unterlassen im Bereich der Medizin und Gesundheitserhaltung und -förderung durchflechten.

Das alles ist Bestandteil der quartären Prävention. So verstandene Qualität kann nicht gesichert, sondern muss kontinuierlich gefördert und weiterentwickelt werden.

Herzlich, Bruno

Qualitätsmessung

Lieber Bruno   11. März 2014

Ich freue mich sehr, dass wir nun beim Thema Qualitätsmessung angelangt sind. Wahrscheinlich werden wir hier einen Moment bleiben, da es ein wichtiges Thema ist. Zu Beginn unseres Dialogs haben wir uns über die Qualitätssicherung im industriell geprägten Sinn ausgetauscht. Qualität wird hier essentialistisch verstanden, sprich als etwas, das es gibt, als etwas Objekthaftes, das sichtbar gemacht werden kann (Strathern 2000b: 313). Qualität ist dann auch mess-, steuer- und veränderbar. Sie kann gesichert und kontrolliert werden.

Wenn man sich den industriellen Anwendungskontext, auf die die Ansätze ursprünglich ausgerichtet waren, vergegenwärtigt, sind die Quantifizierungs- und Steuerungsergebnisse nachvollziehbar. Die Herstellung eines industriell herstellbaren Produkts durchläuft einen linearen Produktionsprozess. Der *outcome*, das ist das eigentliche Produkt, beispielsweise ein Auto, eine Flasche oder ein Schokoriegel. Die Evaluation des Produktes unterliegt festgelegten Kriterien: Fahrtüchtigkeit, Sicherheit, Funktionalität, Zusammensetzung, Verkaufszahlen und so weiter. Es sind Kriterien, sogenannte *hard facts*, die gemeinhin als «objektiv» gelten, das heisst als dekontextualisiert, zeitlos, unpersönlich und wertfrei (Tsoukas 1997: 839). Sie werden in Form von Indikatoren und Items operationalisiert, sprich messbar gemacht. Indikatoren gelten gegenwärtig als *die* gültige und erwünschte Art der Wissensproduktion. Dies nicht nur in den Diskussionen um medizinische Qualität, sondern auch in Bereichen wie dem Bildungswesen oder der humanitären Zusammenarbeit (Engle Merry 2011). Dass es sich dabei um alles andere als ein objektives Vorgehen handelt, kommt selten zur Sprache oder wird gar ausgeblendet. Ein Beispiel dafür ist im Vorwort des Buches «Stichwort: Qualitätsindikatoren» (Jonitz in Stock & Szecsenyi 2007: 7) zu finden. Es beginnt mit der Aussage, dass sich Qualitätsindikatoren «nahe an der Wahrheit» befinden.

Wissensproduktion bedeutet im Zusammenhang mit Qualitätsindikatoren aber, dass Indikatoren verwendet werden, die von

Menschen ausgewählt wurden, dass entschieden wurde, welche Bereiche auf welche Art und Weise gemessen werden. All dem liegen spezifische Interessen, Annahmen und Konzepte zugrunde (Lampland & Leigh Star 2009; Bowker & Leigh Star 2000; Knorr Cetina 1999). Von Objektivität ist das folglich sehr weit entfernt. Viel eher geht es um eine Vereinfachung und Abstrahierung der Realität, um Wissen zu schaffen, welches überregional und international angewendet werden kann (Engle Merry 2011: S84). Dazu habe ich vier Kritikpunkte. Der erste betrifft die Negierung der Konstruiertheit von Indikatoren. Zweitens, Indikatoren können aus meiner Sicht sehr mächtige Instrumente sein, denen zentrale Fragen zugrunde liegen: Was wird gemessen? Wie wird gemessen? Wer entscheidet, was gemessen wird? Wer misst? Und was geschieht nach der Messung mit den Ergebnissen? Auf diese Fragen, die in Richtung Sanktionierung deuten, kommen wir sicher noch zu sprechen. Ein dritter Kritikpunkt richtet sich auf die ‹Messwut›, auf die Datenerfassung zum Zweck der Datenerfassung. Wenn die Zahlen nicht für die eigentliche Qualitätsentwicklung weiter genutzt werden. Mein vierter und grundsätzlicher Kritikpunkt ist, dass das ‹Denken in Indikatoren› zunehmend den Raum begrenzt, in welchem über Qualität nachgedacht und argumentiert wird. Die FMH hat für ihre Qualitätsaktivitäten eine Grafik verwendet, die diesen engen Raum wunderbar illustriert. Unter dem Motto «Die Ärzteschaft sichert Qualität. Machen wir sie sichtbar!» ist eine Lampe abgebildet, deren Scheinwerfer eine statistische Abbildung beleuchtet. Rund um den Lichtkegel ist es dunkel. Und genau diese Dunkelheit, also all das, was nicht in eine statistische Grafik gepackt werden kann, ist Gegenstand unseres Dialogs. Was wir mit unserem Dialog verdeutlichen, ist gewissermassen die Sprengung dieses beleuchteten, engen Raums. Dabei beziehen wir uns auf einen anderen Zugang zu Qualität: Ein Grossteil dessen, was wir als Qualität bezeichnen, kann weder gesichert, gemessen noch kontrolliert werden. Sie wird kontinuierlich im Rahmen von Qualitätszirkeln, Balintgruppen, Fortbildungen, Kongressen und auf medialer Ebene reflektiert und entwickelt. Aber wie Du schön aufgezeigt hast, können diese unmessbaren Qualitätsdimensionen mit den zahlreichen Methoden der qualitativen Sozialforschung durchaus sichtbar gemacht werden. In der Schweiz tut man sich jedoch immer noch schwer damit, dieses wissenschaftliche Paradigma in der Medizin zuzulassen.

Herzliche Grüsse, Andrea

Liebe Andrea 15. März 2014

Mir gefallen Deine Begriffsverwendungen, die «objektiven» und «dekontextualisierten» Indikatoren, welche die Qualität eines industriellen Produkts messbar machen. In der Medizin handelt es sich, wie wir wiederholt erwähnt haben, um Prozesse und Resultate, die durch ihre Bezogenheit auf einen Menschen in einer gegebenen Gesellschaft in hohem Masse «kontextualisiert» sind und damit nicht einfach «gesichert» und gemessen werden können, sondern lediglich bewusst gemacht und damit kontinuierlich «gefördert» oder «entwickelt» werden können.

Trotz dieser Kontextualisierung und der ganzen Komplexität, in der wir uns als Mediziner und noch mehr als Ärzte bewegen, wollen wir eine hohe Qualität erreichen, für den individuellen Patienten und die Gesellschaft als Ganzes. Es gilt, uns der Qualität als inhärentes Ziel bei allen unseren ärztlichen Handlungen bewusst zu sein, im Wissen um die Varianz der Qualität als Norm. So sprechen wir besser von «Qualitätsförderung» und «Qualitätsentwicklung» als von «Qualitätssicherung».

Da im Bereich der Komplexität quantitative Messungen begrenzt bis gar nicht möglich sind, müsste man die Situationen simplifizieren. Als Motto zur Veranschaulichung gefällt mir: «Von der Komplexität zur Simplexität». Die Gesellschaft als Ganzes müsste gemeinsam Ziele/Attraktoren definieren, die für die Gesundheitsqualität des Einzelnen und der Gesellschaft essentiell sowie mit sinnvollen Massnahmen erreichbar und qualitativ überprüfbar sind. Damit entstünden kontextualisierte Indikatoren einer etwas anderen, weicheren Art.

Als Beispiel: Bei einem Diabetiker Typ 2 würde nicht die quantifizierbare Höhe des HbA1c (heute zwischen 6 und 8 %) allein Indikatoren-relevant. Die ideale Zahl wäre die für jeden einzelnen Patienten individualisierte Zahl, die aus kontextuellen Parametern von subjektiven Empfindungen ermittelt würde, wie beispielsweise

Müdigkeit, Durst, Alter, Co-Morbiditäten, kein Koma wegen Über- und Unterzuckerung etc. Dies würde zu einer flexibleren Höhe des HbA1c führen. Bei einigen Menschen könnte das HbA1c gut und gern z.B. 10% betragen. Es sei hier zugegeben, dass wir Hausärzte dies entgegen den Guidelines schon lange so praktizieren und dass sich auch die Guidelines langsam in diese Richtung bewegen. Diese weniger rigide Sicht entlastet die Patienten und bringt ihnen mehr Qualität in der Gegenwart. Sie entlastet auch die Hausärzte, die gegenüber ihren Patienten ‹lockerer› auftreten können. Für die Ärzte reduziert sich die Gefahr von Sanktionierungen bei staatlich festgelegten Indikatoren. Die Gesamtkosten für das Gesundheitswesen dürften durch weniger Blutzuckermessungen, weniger Medikamente und weniger Medikamentenkomplikationen sinken. Die Sterblichkeit der Menschen an Diabetes mellitus und deren Komplikationen würden sich kaum wesentlich erhöhen. Dies war ein visionäres Beispiel.

In der Realität sieht es anders aus. Betrachten wir den Umgang mit Indikatoren in England. Seit der Einführung des *pay for performance*-Systems werden die Hausärzte an der prozentualen Erfüllung einer Palette von vorgeschriebenen Untersuchungen gemessen. Diese Messung ist lohnrelevant. Dieses System hat das Einkommen der Hausärzte stark gesteigert, denn die kontrollierbaren Untersuchungen werden so oft wie möglich angewendet, seien sie im aktuellen Behandlungskontext angebracht oder nicht.

Bei diesem Vorgehen besteht die Gefahr, dass die wirklich gesundheitsqualitätsrelevanten Aspekte im Schatten ausserhalb des Lichtkegels der Lampe, den Du erwähnt hast, übersehen werden. Bei der Betreuung von polymorbiden Patienten, bei denen einige dieser Indikatoren unangebracht sind, haben die staatlichen Kontrollorgane Sonderregelungen getroffen. Das Problem bleibt aber bestehen. Die Aufmerksamkeit des Hausarztes wird auf gefährliche Weise von kontextbezogenen auf nicht kontextbezogene Indikatoren gelenkt. Die Qualität, sofern man die Durchführung einer Untersuchung bereits als Qualität bezeichnen kann, steigt auf der Seite der gesetzten Indikatoren und droht bei den übrigen, nicht mit einem Indikator versehenen Patientenanliegen zu sinken.

Herzliche Grüsse, Bruno

Lieber Bruno 19. März 2014

Wenn diese staatlichen, auf Indikatoren basierten Qualitätskontrollsysteme keinen Sinn ergeben, wo, in welchem Rahmen, sollen Qualitätsprozesse aus Deiner Sicht stattfinden? Wo liegen die Alternativen?

Herzliche Grüsse, Andrea

Liebe Andrea 23. März 2014

Es gibt viele breit akzeptierte qualitätsfördernde Massnahmen, die übrigens auch in der Sozialarbeit oder der systemischen Psychotherapie (Schiepek et al. 2013) Anwendung finden. Lass mich einige davon nennen.

Qualitätszirkel, die wir schon früher einige Male erwähnt haben, werden von Hausärzten als wichtigster Ort der Qualitätsförderung und -entwicklung ihrer täglichen Praxistätigkeit (Performance) betrachtet. Durch den Austausch werden die im Alltag angewendeten weichen Indikatoren und die harten Indikatoren der Guidelines austariert. Das Qualitätsbewusstsein steigt. Uns Teilnehmenden wird bewusst, wo und wann wir uns eher in Richtung einer stärkeren Beachtung der bestehenden Guidelines bewegen müssen und wann wir uns von ihnen wegbewegen können. Wir lernen voneinander, die geltenden medizinischen Empfehlungen kritisch zu würdigen. Wir werden uns bewusst, dass weniger oft mehr ist. Wir bestärken uns im Umgang mit der Unsicherheit (*uncertainty*) und darin, mit Augenmass zu handeln, unsere Patienten vor Unnötigem zu bewahren. Wir festigen unsere Absicht, den Patienten als den betroffenen Menschen im Fokus zu behalten. Der Erfolg der Qualitätszirkel ist nicht objektiv messbar.

Die fünf Jahre oder länger dauernde Weiterbildung zum Facharzt gemäss einem vom Schweizerischen Institut für Weiter- und Fortbildung (SIWF) anerkannten und permanent kontrollierten fachspezifischen Curriculum ist ein unbestrittenes Qualitätsförderungsinstrument. Für die selbständige Berufsbewilligung als Hausarzt zu Lasten der Krankenkassen hat der Bund die Mindestanforderungen allerdings tiefer angesetzt. Dafür genügen drei Jahre Weiterbildung an anerkannten Weiterbildungsstätten im In-

Qualitätsmessung

oder Ausland. Hinter diesem Entscheid stehen nicht wissenschaftliche, sondern politische Argumente. Es ging um die gegenseitige Anerkennung von Medizinalberufszertifikaten zwischen allen europäischen Ländern unter Berücksichtigung der unterschiedlichen Machbarkeit. Vor einem voreiligen Urteil über diesen Entscheid sollten wir Folgendes bedenken. Was ist für eine qualitativ gute Berufsausübung bedeutender? Ein fünfjähriger Lehrgang mit relativ wenig strukturierten Inhalten, wie es in der Schweiz auch mit dem neuen Curriculum «Allgemeine Innere Medizin» immer noch gegeben ist? Oder ein dreijähriger Lehrgang mit präzise formulierten und vermittelten hausarztspezifischen Lerninhalten, wie es in manchen europäischen Ländern üblich ist? Natürlich wäre die Kombination beider Elemente perfekt. Einzig die Machbarkeit in den jeweiligen Gesundheitssystemen muss gegeben sein. Wir sehen, auch im Bereich der Berufsbildung müssen sich die Qualitätsanforderungen nach dem gegebenen Kontext richten.

Die im Rahmen des Facharzttitels geforderte und von den Fachgesellschaften kontrollierte obligatorische Fortbildung von mindestens 80 Stunden pro Jahr ist zum Erhalt der beruflichen Kompetenz respektive Qualität inzwischen breit anerkannt. Die Fortbildung sieht für alle Ärzte 30 Stunden Selbststudium vor. Dafür gibt es eine unerschöpfliche Zahl von sehr guten nationalen Zeitschriften und internationalen Journals. Für die weiteren 50 Stunden Fortbildung gibt es weitere Vorgaben (Kernfortbildung und erweiterte Fortbildung). Auch hier gilt: Je strenger die Vorgaben, desto enger die Vielfalt. Letztlich soll es darum gehen, dass wir uns in den Bereichen fortbilden können, wo wir persönliche Lücken feststellen. Auch hier muss im Interesse einer guten Qualität der Kontext über rigide Vorgaben gestellt werden. Für die Fortbildung gibt es ein riesiges Angebot an nationalen und internationalen Veranstaltungen. Ich möchte an dieser Stelle gerne noch auf einen *soft fact* von üblicherweise sehr strukturierten Fortbildungsveranstaltungen hinweisen: das Zusammentreffen von Kolleginnen und Kollegen in den Pausen. Diese Treffen sind eminent wichtig, nicht nur für die persönliche Freude. Was lange haften bleibt und die Arbeit verbessert, ist nicht selten das, was ganz informell in Gesprächen in den Korridoren und in den Kaffeepausen der Kongressveranstaltung ausgetauscht wurde.

Und noch etwas: Wir tendieren gerne dazu, uns auf den Gebieten fortzubilden, an denen wir Freude haben und die wir schon sehr gut beherrschen, und diejenigen Themen zu vernachlässigen, wo wir eine Auffrischung nötiger hätten. Ein persönliches Fortbildungsjournal mit einer persönlichen Bedürfnisliste wäre hilfreich. Aber bitte, jetzt keine neuen Vorschriften! Dies soll den einzelnen Hausärzten überlassen bleiben.

Zertifikate bestätigen Kursbesuche. Durch ein passendes Training soll die Qualität der hausärztlichen Arbeit in einem bestimmten Teilbereich erhöht werden. Gelegentlich fragt man sich: Dienen die Zertifikate dem Ausweis von Kompetenz und Performance, oder dienen sie dazu, ein lukratives Gärtchen abzustecken? Beim Fähigkeitsausweis «Psychosoziale und psychosomatische Medizin SAPPM» z.B. dürfte es mehr um das Fachliche gehen, da damit keine zusätzlichen Honorare generiert werden können. Heute besteht wegen der zunehmenden Spezialisierung der Ruf nach immer neuen Zertifikaten in unterschiedlichsten Teilbereichen der Medizin. Da eine gute Hausarztmedizin definitionsgemäss fächerübergreifend in allen Organ- und Krankheitsbereichen tätig ist, kann eine Eskalation von Zertifikaten nicht zielführend sein. Jeder Hausarzt müsste eine so hohe Zahl an Zertifikaten erwerben und durch regelmässige Rezertifizierung bestätigen, dass das System bald zum Erliegen käme. Die Schweizerische Akademie der medizinischen Wissenschaften (SAMW) hat deswegen 2011 sehr strenge Richtlinien zur Zertifizierung im medizinischen Kontext erstellt:

1. Das Zertifikat bestätigt einen Mehrwert.
2. Die Zertifizierungsstelle ist für ihre Aufgabe qualifiziert.
3. Die normativen Grundlagen der Zertifizierung sind offengelegt.
4. Es gibt ein Auditverfahren.
5. Das Zertifikat ist zeitlich begrenzt.

Wir sehen, es läuft sehr viel im Qualitätsförderungsbereich. Selbstverständlich kann man immer noch mehr tun, um noch besser zu werden. Aufwand und Ertrag müssen aber in einem valablen Verhältnis bleiben. Und bedenken wir zwei Dinge: Mehr ist nicht immer besser. Die Fortbildung soll Freude bereiten. Damit steigt die Lernbereitschaft, und das geht zugunsten der Qualität.

Interessant an unserem Austausch ist, so nehme ich wahr, dass wir keine Rezepte zur Qualität geben, sondern auf die spezifischen Herausforderungen rund um die Qualität eingehen. Eine Lösung für gute Qualität gibt es im Medizinalbereich nicht wirklich. Jedenfalls dort nicht, wo sich eine Situation ausserhalb der Linearität befindet. Es gibt sie, die linearen Dinge, z.B. die Desinfektion des Operationssaals und die Vorbereitung des Operationsbestecks. Für eine Operation sind standardisierte Qualitätskriterien zumindest teilweise möglich. Der Weg vom ersten Symptom bis zu einer allenfalls nötigen Operation hingegen kann überhaupt nicht standardisiert werden, höchstenfalls können mögliche Pfade skizziert werden.

Qualität durchflicht alles, wie die Ethik. Mal ist sie versteckt, mal lässt sie sich greifen, mal entschlüpft sie zwischen den Fingern, wie ein zappelnder Fisch. Es braucht den kontinuierlichen Austausch über Qualität, damit wir uns ihr in einem sich stets wandelnden Umfeld annähern können.

Herzlich, Bruno

Lieber Bruno 27. März 2014

Das sind schöne Gedanken. Aber längst steht in den heutigen Qualitätsdiskussionen nicht mehr ausschliesslich die individuelle Behandlung oder das ärztliche Berufsethos im Zentrum. Es geht auch um Kostenkontrolle, also um einen ökonomisierten Qualitätsbegriff. Die verschiedenen Akteure (Bund, Krankenkassen, Patienten, Ärzte) ringen um ihre Handlungsfelder und Einflussbereiche. Die unterschiedlichen Vorstellungen kulminieren beim Punkt Qualitätsmessung. Wie ich schon erwähnt habe, stellt die Messung etwas sehr Zentrales dar, weil sie darüber bestimmt, wie die ärztlichen Tätigkeiten kontrolliert und sanktioniert werden. Die Messung von Qualität gründet auf einer spezifischen Definition von Qualität und auch von Behandlung und Pflege: Die Qualität muss in die quantitative Sprache – in Zahlen und Statistiken – übersetzt werden können (Donald 2001). Bei der Messung werden ‹objektive› Kriterien gesetzt, mit denen die Standards für eine ‹gute› Performance und die Grenzen für eine ungenügende Performance definiert werden. Bei Standards geht es also immer um einen Vergleich, um die Festlegung ‹normaler› Werte, auf deren Basis die ärztliche Tätigkeit möglichst homogenisiert werden kann. Mit diesen Grenzziehungen geht die Festlegung von Sanktionen einher, seien es Strafen oder Bonus/Malus-Systeme (Belohnungen und Strafen). Als Beispiel für das Letztere kann das britische Gesundheitswesen (NHS) genannt werden, auf welches Du Bezug genommen hast. Im NHS hat die Qualitätsmessung direkten Einfluss auf den hausärztlichen Lohn. Dieser hängt bis zu einem Drittel von den erreichten Qualitätswerten ab (Contencin et al. 2006: 65). Indikatoren haben hier also eine stark regulierende Funktion.

Obwohl Qualitätsleitbilder generell sehr vielschichtig ausformuliert werden und damit der Komplexität der Bereiche, auf die sie sich beziehen, gerecht werden, bleibt oft die Grundannahme bestehen, dass Qualität einen Wert darstellt, der in quantitativer Weise gemessen werden kann und dadurch Gegenstand für das Management und für Steuerprozesse administrativer, ökonomischer und politischer Art wird. Die verwendeten Ansätze zur Messung von Qualität suggerieren, dass die quantifizierbaren Aspekte von Qualität eigentlich die relevanten Aspekte von Qualität sind. Diejenigen Qualitätsdimensionen, welche nicht quantifiziert und deshalb im Dunkeln gelassen werden, scheinen nicht zu existieren. Qualität wird dort gesucht, wo sie gemessen werden kann. Eine Interviewpartnerin nannte dies die «Vogel-Strauss-Methode»:

> Man sucht dort, wo Licht ist [...] Es ist eben nicht gut, dass man nur dort Guidelines und Indikatoren und Regeln aufstellt, wo das Material vorhanden ist. Um das Messbare – Statistiken, Zahlen [...] zu erweitern, müsste man vielleicht andere Kriterien haben.

Die Qualität, das ist die Summe der Indikatoren. Wie Du im Rahmen der Diskussion über Komplexität immer wieder gesagt hast, ist die hausärztliche Tätigkeit jedoch mehr als die Summe ihrer Teile. Bei der Summe fehlt der ‹Mörtel›, der Zusammenhang zwischen den einzelnen Indikatoren. Und genauso verhält es sich mit der Qualität: Die Fragmentierung der ärztlichen Tätigkeit und deren Neuarrangement im Zuge der Qualitätsmessung führen bei vielen Hausärztinnen und Hausärzten zu einem Unwohlsein. So meinte ein Hausarzt:

Es macht mir schon ein bisschen Angst, dass Qualität wirklich immer mehr an diesen Teilaspekten [gemessen wird]. [Zum Beispiel] haben die Versicherungen jetzt eine Kampagne lanciert, wo sie schauen, wie oft man derselben Patientin in den letzten Jahren eine Ernährungsberatung verordnet hat.

Simpel gesagt: Jene Ärzte, welche bei diesen Indikatoren gut abschliessen, gelten als gute Ärzte. Aber sind sie das tatsächlich? Bei den oben erwähnten Qualitätsindikatoren des britischen NHS erfasst ein Indikator jährlich den Anteil rauchender Patienten pro Hausarzt. Sind mehr als 40% seiner Patienten Raucher, erhält der Hausarzt Lohnabzüge (Malus). Hat er mehr als 70% nichtrauchende Patienten, erhält er eine zusätzliche Entlöhnung (Bonus). Ein Interviewpartner fragte anhand dieses Beispiels kritisch: «Ist ein Raucher ein ungenügend behandelter Patient mit einem schlechten Hausarzt oder, ist das jemand, der sich entschieden hat: ‹Ich möchte rauchen.›?»

An diesem Indikator lässt sich das kausale Schema gut aufzeigen, das den Qualitätsansätzen aus der Industrie zugrunde liegt. Deming und dann im Gesundheitswesen auch Donabedian betrachten beide den Qualitätsprozess als etwas Lineares. Gemäss Donabedian verläuft Qualität kettenförmig von der Struktur über den Prozess hin zum Ergebnis [Donabedian 2003, 2005 (1966)]. Das eine beeinflusst das andere. In dieser Logik ist beispielsweise dem Rauchen als gesundheitsschädigendem Verhalten mit einer präventiven oder einer begleitenden therapeutischen Massnahme beizukommen. Der Komplexität eines Phänomens wie jene des Rauchens wird so aber keine Rechnung getragen. Vielmehr besteht die Gefahr, dass solche Indikatoren zu Patientenselektion und damit zu einem Gerechtigkeitsproblem führen, weil rauchende Patienten dann schwerer einen neuen Hausarzt finden, da sie die Qualitätsscores des Arztes – und somit auch sein Salär – nach unten ziehen. Die kritischen Fragen, welche der interviewte Hausarzt in den Raum gestellt hat, sprechen das Kernproblem der Ergebnisqualität an. Bis heute bleibt sie diejenige Qualitätsdimension, deren Messung am meisten Mühe bereitet. Oft verwendeten *outcomes* wie Mortalität, Morbidität oder Lebensqualität stehen viele skeptisch gegenüber. Eric Cassell, ein bekannter Internist und Professor für Public Health, formulierte dies so:

> Survival, while simple to measure, is a poor indication of the quality of care [...] Measuring the quality of medical care predominantely by heartbeats and body heat is one of the reasons modern medicine got into its current difficulties – focused more on diseased organs and technology than on the goals of sick persons. Patients do not simply want to survive, they want to survive in order to live a life in which they can recognize themselves and in which their values are preserved (Cassell 1997: 130).

Herzlich, Andrea

Liebe Andrea 28. März 2014

Wir haben die *outcome*-Qualität am Beispiel des britischen Gesundheitssystems besprochen. Wie sieht es diesbezüglich in der Schweiz aus? Kannst Du dazu etwas berichten?

Herzliche Grüsse, Bruno

Lieber Bruno 29. März 2014

Das ist eine zentrale Frage. In der Schweiz stellt die Ergebnisqualität die Knacknuss in den Qualitätsverhandlungen zwischen Ärzteschaft, Bund und Versicherern dar. Während die Ärzte ihre Qualitätsaktivitäten, also die Qualitätsprozesse, in den Vordergrund rücken, wollen Versicherer und Bund Ergebniswerte/Ergebnisqualität sehen. Die Versicherer möchten mit konkreten *outcome*-Zahlen der einzelnen Ärztinnen und Ärzte etwas in der Hand haben, um gegen low *performing*-Ärzte vorgehen zu können. Die Ärzteschaft will diese Zahlen aber weder erheben noch liefern. Aus diesem Grund konnten sich Versicherer und Ärzte nie auf eine gemeinsame Qualitätsstrategie einigen, so dass letztendlich das BAG intervenieren musste.

Heute ist die Situation so, dass es neben den Qualitätsaktivitäten der einzelnen Fachgesellschaften auch das Qualitätsinstitut der FMH gibt. Die FMH gründete die Schweizerische Akademie für Qualität in der Medizin SAQM 2012, um den damals befürchteten, von aussen an sie herangetragenen Qualitätsmassnahmen durch das BAG zuvorzukommen. Das BAG arbeitet noch immer an einem nationalen Qualitätsinstitut, welches unter anderem das Ziel hat, verbindliche Qualitätsindikatoren zur Qualitätssicherung zu entwickeln. Einige private Institute bieten Praxisassessments und Qualitätszertifikate an, aber diese haben bislang noch keinen Durchbruch erlebt. Das ist insofern nicht weiter erstaunlich, als diese freiwillig durchgeführten Assessments relativ teuer und aufwendig sind. Wir haben dies anhand Deiner Schilderungen zu SwissPEP/QualiDoc am Anfang unseres Briefwechsels gesehen.

Zurzeit scheint mir völlig unklar, wie die vom Krankenversicherungsgesetz geforderte Qualitätssicherung erfolgen wird: durch die Standesorganisationen selber? Durch die Qualitätsakademie der FMH oder das geplante Qualitätsinstitut des Bundes? Durch private Zertifizierungsstellen? Auffällig ist, dass zunehmend eine Schere geöffnet wird zwischen den sogenannten Qualitätsexperten, welche die Indikatoren entwickeln und zur Anwendung bringen, und den einzelnen Praxen, die «gerankt und geratet» werden, wie es ein Interviewpartner sarkastisch ausdrückte.

Diese Entwicklungen zeigen, dass es den involvierten Akteuren längst nicht mehr nur um die Sicherstellung einer guten Versorgung geht, sondern auch um eine möglichst gute Selbstpositionierung. Wer die Methode der Messung bestimmt und Zugang zu den erhobenen Daten hat, hat die Fäden in der Hand. Bei den Hausärzten hat sich in den vergangenen Jahren sehr schön gezeigt, wie sie die Qualitätsrhetorik sehr bewusst einsetzen, um für die breite Investition in die Zukunft der Hausarztmedizin zu werben. Es gibt auch Arbeitsgruppen, die an Qualitätsindikatoren arbeiten, welche der hausärztlichen Praxis gerecht werden. Bei den meisten Qualitätsaktivitäten geht es aber nicht um die Messung, sondern um die Dokumentation der eigenen Arbeitsweise und um Fortbildungen.

Übrigens war auch das Qualitätssystem des NHS nicht immer auf Indikatoren gestützt. Während meiner Recherchen bin ich auf eine Serie von britischen und amerikanischen Qualitätsberichte, auf ziemlich dicke Bücher, gestossen, die in «dichten Beschreibungen» Qualitätsprozesse in den späten 1940er und frühen 1950er Jahren zeigen (z.B. Taylor 1954; Hadfield 1953). Es waren Ethnographien, die sich auf den Qualitätsaspekt in der hausärztlichen Arbeit richteten. Die Autoren begleiteten die Hausärzte durch ihren Arbeitsalltag und interessierten sich für den direkten Kontakt mit den Patienten, für die Arbeitsbedingungen des Arztes und für die Rolle der Hausarztmedizin im Gesundheitswesen. Ihr Ziel war es, Hausärzte zu porträtieren, die von ihren Kollegen als «gute Ärzte» bezeichnet wurden, und Erkenntnisse für die Aus- und Weiterbildung von Ärzten zu gewinnen. Bereits damals standen die Anhänger der zwei Zugänge zur Qualitätserhebung in einem Spannungsverhältnis zueinander. Die einen plädierten für eine quantitative, statistisch orientierte Messweise von Qualität. Die anderen machten sich für die qualitative Erhebung von Qualität durch Methoden wie Interviews und teilnehmende Beobachtung stark.

In der Schweiz gelangen die qualitativen Methoden bei den Qualitätserhebungen in der Medizin kaum zur Anwendung. Gemeinsam haben wir im Qualitätszirkel, in meiner Dissertation und im Rahmen unseres Briefwechsels versucht, an diesem Manko zu arbeiten.

Herzliche Grüsse, Andrea

Jenseits der quantitativen Messungen

Liebe Andrea   30. März 2014

Ja, so ist Deine Dissertation «Framing quality. Constructions of medical quality in Swiss family medicine» entstanden.

Bei der Auseinandersetzung mit dem Thema Komplexität war den Teilnehmern des Qualitätszirkels wichtig zu betonen, dass im hausärztlichen Bereich die messbaren Elemente, die sogenannten *hard facts*, nur einen Teilaspekt der patientenbezogenen Qualität darstellen. Das Befolgen von Guidelines, die nach EBM-Kriterien erstellt werden und in der Regel nicht spezifisch auf die Evidenzlage der Hausarztmedizin ausgerichtet sind, bringt alleine nicht die erwartete Qualität. Oft kommen diese bei einem gegebenen Patienten nicht einmal zur Anwendung, selbst wenn der Hausarzt sie befolgen möchte. Die Kriterien versagen bei der spezifischen Situation in der Hausarztpraxis.

Aus manchen Fallgeschichten erfuhren wir, dass die *soft facts*, die vom Hausarzt oft nicht einmal in der Krankenakte aufgeschrieben werden, weil sie für ihn selbstverständlich sind, genauso qualitätsrelevant sind. Manchmal hat erst die Berücksichtigung dieser *soft facts* zu einer guten Lösung geführt. Ein kleines Beispiel: Die polymorbide alte Dame in einer völlig verfahrenen Behandlungssituation öffnete sich erst dann für eine Behandlung, als die Hausärztin die Katze der Patientin in den Fokus rückte. Dadurch entstand die nötige Beziehung, auf der sie die weiteren Therapieschritte gemeinsam mit der Patientin sorgsam aufbauen konnte. Dies führte zur bestmöglichen Behandlung, die immer noch Meilen von den Guidelines entfernt war.

Weil solche, von vielen Hausärzten gemachten, qualitätsrelevanten Erfahrungen nicht wirklich quantifiziert werden können, wollten wir die Qualität in der Hausarztmedizin mit qualitativen Forschungsmethoden erfassen. So nahmen wir Dich als Doktorandin der Sozialanthropologie an Bord. Mit Hilfe von schriftlichen Narrationen und später semistrukturierten Interviews mit 20 Hausärzten und Hausärztinnen hast Du Deine sozialanthropologische Dissertation diesen *soft facts* gewidmet. Dein methodisches Vorge-

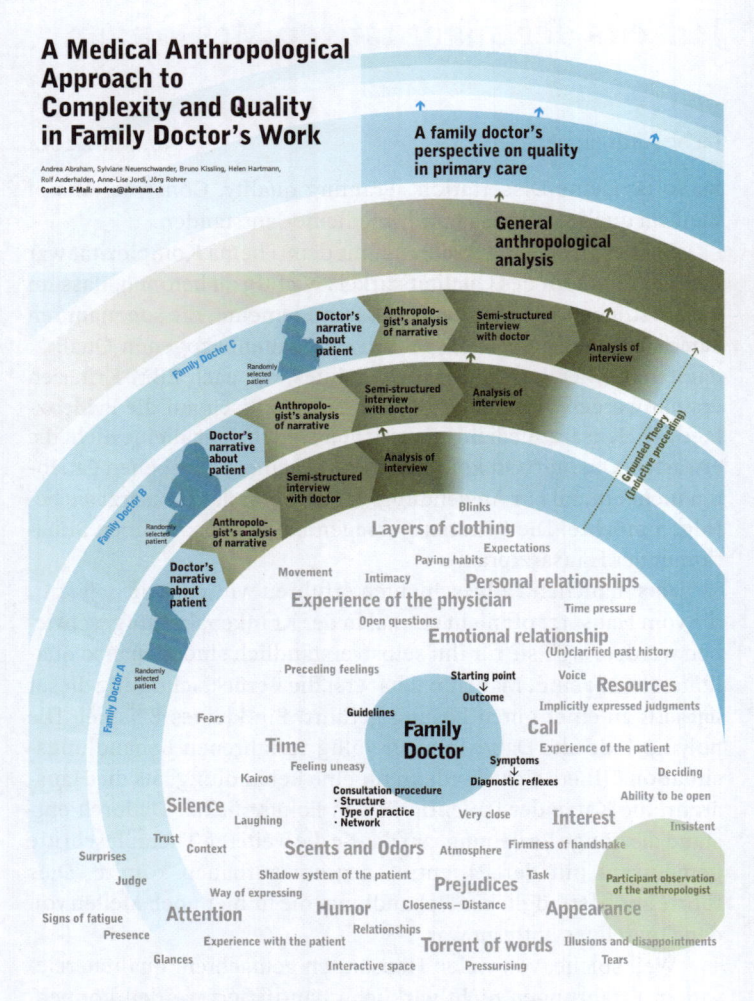

Abb. 3: Poster am WONCA-Europe-Kongress 2006 in Florenz.

hen haben wir international an zwei WONCA-Kongressen gemeinsam präsentiert. Am WONCA-Europe-Kongress 2006 in Florenz in Form einer Posterpräsentation (Abb. 3) und am WONCA-Europe-Kongress in Basel 2009 in Form eines Workshops, der von über

100 Personen, meist lehrverantwortlichen und forschenden Professoren der Hausarztmedizin aus Europa und weiteren Kontinenten, besucht worden war. Die Bedeutung der *soft facts* für die Qualität in der Hausarztmedizin und die Notwendigkeit von qualitativen Forschungsmethoden, um Qualität zu erfassen, wurden einhellig unterstützt.

Das Resultat Deiner Dissertation kann mit folgender Aussage auf den Punkt gebracht werden: «Die Varianz ist die Norm». Wer sich der Qualität in der Hausarztmedizin wissenschaftlich annähern will, kommt nicht darum herum, dieser Tatsache das gebührende Gewicht zu verleihen. Er kommt nicht darum herum, die den *soft facts* inhärente Komplexität und die daraus folgenden Unsicherheiten im Umgang mit der Komplexität zu respektieren. Ich denke, die FMH berücksichtigt diese Erkenntnis. Indem sie keine Qualitätsindikatoren definieren will, die auf bestimmte Elemente fokussieren und andere gleichzeitig ausblenden, wie Du gesagt hast. Indem sie sich weigert, die Qualität auf messbare *outcome*-Ergebnisse zu beschränken. Für sie steht ein qualitätsbezogener Prozess im Vordergrund.

Herzlich, Bruno

Lieber Bruno   31. März 2014

Du hast meine Dissertation auch mit einem kritischen Auge gelesen. Dabei hast Du Schwachstellen eruiert, die für die Auseinandersetzung mit Qualitätsfragen sehr wichtig sind. Kannst Du ein paar Worte dazu sagen?

Herzlich, Andrea

Liebe Andrea   2. April 2014

Deine Dissertation hat mit ihren wichtigen Erkenntnissen zweifellos eine grosse Bedeutung im heutigen Qualitätsdiskurs. Und doch fehlt ihr etwas. Dieses Manko liegt in der gewählten Methode. In den Narrationen und semistrukturierten Interviews erfährst Du von den untersuchten Hausärzten nur das, was sie selber über sich sagen, ihre persönliche Meinung zum Thema der Qualität. Du siehst aber nicht, wie sie sich in der Sprechstunde wirklich verhalten, und kannst nicht überprüfen, ob ihre Aussagen mit ihrem Handeln deckungsgleich

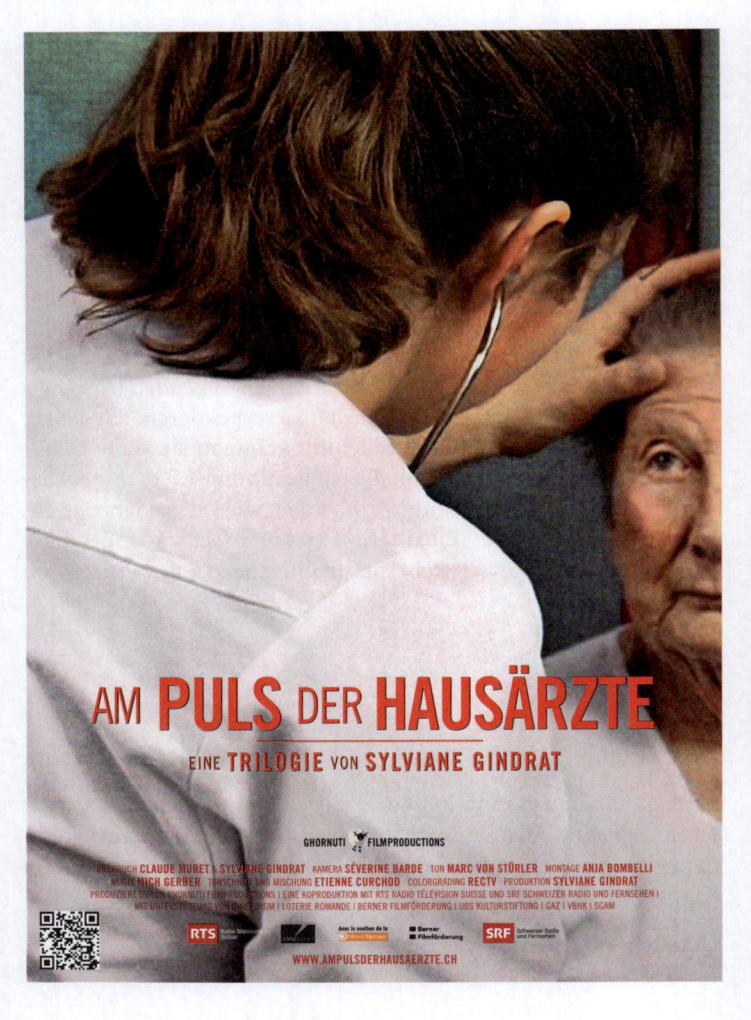

Abb. 4: Filmtrilogie «Am Puls der Hausärzte» von Sylviane Gindrat. Weiterführende Informationen zur Filmtrilogie finden Sie unter www.ampulsderhausaerzte.ch.

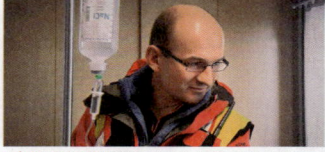

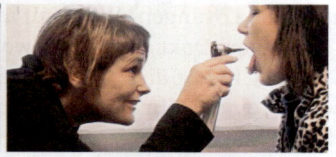

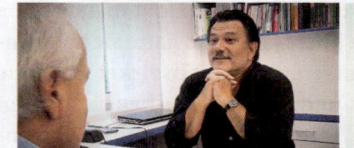

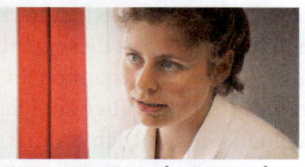

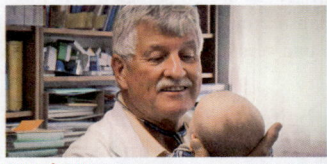

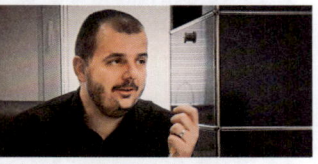

sind. Dass sich die Aussagen bei allen 20 Hausärztinnen und Hausärzten weitgehend gleichen und ergänzen, spricht für eine relativ einheitliche Kultur des hausärztlichen Denkens in der Schweiz. Dieser Umstand ergibt zweifelsfrei eine gute Plausibilisierung.

Doch, wie sieht es in der Sprechstunde von Hausärzten wirklich aus? Wie entsteht hausärztliche Qualität unter Einbezug von *hard facts* und *soft facts*? Wie wird der Konsultationsprozess gestaltet? Was geht in der Begegnung von Arzt und Patient in der realen Sprechstunde vor? Wie sprechen sie miteinander? Wie kommen gute Ärzte mit ihren Patienten zu guten, für den Patienten angemessenen Lösungen? Was läuft im Kopf des Hausarztes ab?

In einem Dokumentarfilm wollte unser Qualitätszirkelmitglied Sylviane Gindrat diesen Fragen nachgehen. Dazu hat sie zusammen mit einem Filmteam Hausärzte und ihre Patienten in der realen Sprechstunde aufgesucht. Die Kompetenz für dieses Unterfangen hatte sie, denn sie ist nicht nur Hausärztin mit langjähriger Praxiserfahrung, sondern auch Sozialanthropologin und Filmschaffende. Sie hatte bereits zwei erfolgreiche Dokumentarfilme gedreht. Die Idee zu diesem Film über Hausärzte hatte sie 2006 anlässlich der Diskussionen in unserem Qualitätszirkel über die Komplexität und über *hard facts* und *soft facts* der hausärztlichen Qualität, wie Du Dich erinnerst. Ihre Idee formulierte sie folgendermassen:

> Über Hausarztmedizin kann man diskutieren, schreiben, Statistiken erstellen. Mit diesen Mitteln kann man ihr Wesen nur ungenügend und mit bescheidenem Erfolg erfassen. Die Hausarztmedizin findet in der Sprechstunde statt. Dort kann man sehen und verstehen, was Hausarztmedizin wirklich ist [...]

Nach intensiven Vorbereitungsarbeiten und einem Casting in 30 Hausarztpraxen hat sie sechs Hausärztinnen und Hausärzte, vier Männer und zwei Frauen, darunter ein Hausärzteehepaar und eine junge Ärztin in Weiterbildung zur Hausarztmedizin ausgewählt. Diese arbeiten in unterschiedlichen Gegenden der Deutsch- und Westschweiz sowie in verschiedenen Kontexten, in der Stadt, auf dem Land, in einem touristischen Bergtal, in Einzel- und Gruppenpraxen. Jeden der Protagonisten hat Sylviane Gindrat mit ihrem Filmteam während je zweier Wochen zu unterschiedlichen Jahreszeiten bei ihrer hausärztlichen Arbeit mit ihren Patienten begleitet. In der realen Sprechstunde und auf Hausbesuchen hat sie diese auf Schritt und Tritt beobachtet. Daraus wurde die Dokumentartrilogie Am Puls der Hausärzte (Abb. 4) mit den drei 52-Minuten-Filmen «Gabi & Bruno», «Stéphane & Franziska» und «Paul & Sébastien». Der Autoren- und Dokumentarfilm zeigt die hausärztliche Perspektive und richtet sich an Hausärzte und zugleich an ein breites Publikum. 2013 und 2014 wurde der Film in verschiedenen Kinos der Schweiz vorgeführt und im TV der deutschen, französischen und italienischen Schweiz ausgestrahlt. In den Medien, bei medizinischen Fachleuten, Politikern, und der Bevölkerung findet er ein sehr gutes Echo. Am Welthausärztekongress WONCA 2013 in Prag wurde die Dokumentarfilmtrilogie als Vorpremiere gezeigt. Das Feedback aus den Reihen von mehreren hundert Hausärzten aus der ganzen Welt zeigte, dass sich diese bei ihrer Arbeit mit den Patienten völlig wiedererkennen. Es ist Sylviane Gindrat mit ihren Filmen offensichtlich gelungen, das Wesen und die Qualitätsmerkmale der Hausarztmedizin in einer universellen Gültigkeit darzustellen. Viele der anwesenden lehrverantwortlichen Professoren haben den Film inzwischen an verschiedenen medizinischen Fakultäten in der Schweiz und im Ausland für Ausbildungszwecke verwendet.

Herzlich, Bruno

Lieber Bruno 4. April 2014

Wie erhebt man Qualität, wenn sie doch gar nicht fassbar scheint? Wie macht man sie sichtbar? Welche Methode man dafür auch wählt, seien es quantitative oder qualitative Methoden (den Dokumentarfilm zähle ich zur qualitativen Methode), bleiben sie doch Konstruktionen von Qualität. Den quantitativen Methoden liegen Hypothesen und daraus abgeleitete Indikatoren zugrunde. Die qualitativen Ansätze sind stark subjektiv gesteuert. Auch die filmische, dokumentarische Annäherung schafft aus dem gesammelten Material etwas Neues und kann nicht einfach als Abbild einer Realität bezeichnet werden. Keine der Methoden vermag im Alleingang dem gerecht zu werden, was Qualität letztendlich bedeutet. Aber es ist wichtig, dass die verschiedenen Methoden gegenstandsangemessen eingesetzt werden. Wenn man beispielsweise erheben möchte, ob eine Hausarztpraxis über ein bestimmtes materielles Praxisequipment verfügt, wäre es unnötig und eine Ressourcenverschwendung, dies durch eine qualitative Erhebung zu machen. Dafür eignet sich ein Fragebogen oder eine Checkliste. Sylviane Gindrat hatte den Anspruch, das Spezifische an der Hausarztmedizin sowie die Diversität und Komplexität des Berufs herauszuarbeiten. Das ist ihr und ihrem Team auf eindrückliche Weise gelungen. Die Porträts bringen ein starkes «Wir-Gefühl» zum Ausdruck und wecken beim Zuschauer unweigerlich Sympathien für die hausärztliche Tätigkeit. Man schliesst Euch Hausärzte ins Herz und findet Eure Anliegen einer integrativen Versorgung nachvollziehbar und unterstützenswert. Die Sequenzen im Sprechzimmer werden mit stark selbstreflexiven Kommentaren zu Eurem Handeln und zu Qualität ergänzt. Ein Film ist aber das Ergebnis sehr vieler Entscheide. Du hast beschrieben, wie der Film organisiert wurde, von der Wahl der Protagonisten über den Schnitt bis hin zu den eingefügten Dialogen. Die Trilogie bringt Qualität in einer ebenso konstruierten und interessegeleiteten Art und Weise zum Ausdruck wie andere Methoden auch.

Meine Dissertation erforscht Qualität nicht im Rahmen der Arzt-Patienten-Interaktionen. Sie startete 2005 von Euch Qualitätszirkelmitgliedern privat finanziert als Auftragsforschung und konnte danach dank der finanziellen Unterstützung der SAMW (Schweizerische Akademie der medizinischen Wissenschaften) und des SNF (Schweizerischer Nationalfonds) als unabhängige Dissertation weitergeführt werden. Rückblickend war der Übergang in eine unabhängige Finanzierung für meine eigene akademische Qualifikation sehr wichtig: Ich forschte nicht mehr *für* die Hausarztmedizin, sondern *über* die Position der Hausärzte im Qualitätsdiskurs.

Das Thema Qualität war hochgradig politisch. Ich realisierte damals nicht richtig, dass Ihr Hausärzte auf wissenschaftliche Stimmen angewiesen seid, um Euch in den Gesundheitssystemdebatten zu positionieren. Nachdem ich mich entschieden hatte, dem Thema Qualität eine ganze Dissertation zu widmen, wurde unsere Zusammenarbeit für mich zeitweise zu einer Gratwanderung: Ihr Hausärzte habt bemerkt, dass ich nicht genügend nah an Eurem Handeln dran war. Meine sozialanthropologischen Kollegen warfen mir hingegen vor, dass ich mich für Eure Zwecke instrumentalisieren lasse und nicht genügend kritische Distanz einnehme. Diese Zwickmühle wurde ergänzt durch den Umstand, dass ich kaum andere Forschende ausmachen konnte, die sich auf einer Metaebene mit Qualität befassten. Die meisten arbeiteten in Qualitätsprogrammen mit, betrieben also sogenannte «embedded science» (McClelland & Fine 2008). So waren die ersten zwei Jahre meiner Arbeit an der Dissertation gleichzeitig auch eine Suche nach meiner eigenen wissenschaftlichen Position. Ich bewegte mich trotz der zahlreichen Interviews mit Hausärztinnen und Hausärzten immer weiter weg vom individuellen Praxisalltag. Während ich ursprünglich herausfinden wollte, was Hausärzte unter Qualität verstehen, erweiterte sich mein Erkenntnisinteresse zusehends. Ich fand es spannend und gleichzeitig irritierend, dass Qualität im öffentlichen Diskurs zusehends zu einem inflationären, entleerten Begriff verkam. Weshalb wurde immer wieder mit diesem Begriff argumentiert, wenn er doch so vage und undefiniert blieb? Diesem Phänomen – dem Mechanismus des Qualitätsdiskurses – wollte ich dann auf die Spur kommen.

Herzlich, Andrea

Liebe Andrea   7. April 2014

Wie hat sich durch diesen erweiterten Blick über das Sprechzimmer hinaus Dein methodisches Vorgehen verändert? Ursprünglich hattest Du ja geplant, Dich an der Grounded Theory (Strauss & Corbin 1996) zu orientieren.

Herzlich, Bruno

Lieber Bruno   11. April 2014

Durch meinen erweiterten Fokus entstand keine Ethnographie über die Hausärztinnen und Hausärzte, sondern eine Ethnographie über die Konzepte von Qualität und Qualitätsmanagement. Dabei habe ich mich an den Prämissen des diskursanalytischen Vorgehens orientiert. Vor diesem Hintergrund verstand ich die Qualitätsdiskussionen und -aktivitäten als einen Qualitätsdiskurs. Ohne mich zu sehr in der Theorie zu verlieren, möchte ich kurz erklären, was ich mir darunter vorstelle: Ich ging von einem poststrukturalistischen Foucault'schen Diskursverständnis aus, welches Sprache als etwas sieht, das in soziale und politische Prozesse eingebunden ist und für bestimmte Zwecke und Ziele verwendet wird (Lupton 1994: 20). Bei einem Diskurs geht es um Sprechweisen, Sprechmuster, um rhetorische Figuren, Argumentationslinien und Symbole. Mit einem Diskurs wird versucht, etwas zu konstruieren und zu verstehen. Diskurse sind nicht einfach da, sondern entstehen aufgrund eines sogenannten diskursiven Ereignisses, das sowohl konflikthaft als auch öffentlich ist (Schwab-Trapp 2001). Ich habe die Revision des KVG mit seinem explizit geforderten Qualitätsauftrag als ein solches Ereignis definiert. Ich liess mich zudem stark vom Ansatz «travelling concept» der Kulturtheoretikerin Mieke Bal (2002) inspirieren und definierte Qualitätsmanagement als ein Konzept, welches als globale Praxis eine Reise macht: Qualitätsmanagement reist durch die Fachbereiche wie die Medizin oder das Bildungswesen. Als Gepäck geschnürt durch Konzepte und Ansätze wie «Qualitätszirkel», «Benchmarking» und «best practice».

Die Reise der modernen Idee des Qualitätsmanagements begann nach dem Zweiten Weltkrieg in der amerikanischen Kriegswaffen- und der japanischen Automobilindustrie (Sklair 2001; Mouradian 2002; Graf & Janssens 2008; Kenney 2008). Die moderne Qualitätsidee nahm also im Kontext des internationalen Wettbewerbs der Nachkriegszeit ihren Anfang. Ich habe in meiner Dissertation diesen frühen Anfängen einige Seiten gewidmet und anhand historischen Materials zu zeigen versucht, wie das Qualitätsmanagement zunehmend zu einer globalen Mission und einem globalen Markt wurde. Wie es sich durch Raum und Zeit und durch industrielle und nicht-industrielle Sektoren bewegte und Einzug in Wortschatz und Rhetorik der Politik und der Professionen fand. Auf ihrer Reise durch die verschiedenen Bereiche veränderten sich die Bedeutung, die Reichweite und die Art der Operationalisierung von Qualität und Qualitätsmanagement. Diese Reise stellte ich also ins Zentrum meiner Dissertation. Ich habe nach Schlüsselfiguren und Schlüsselwerken gesucht, welche als Katalysatoren gedient haben, um die einst industriellen Qualitätsansätze in der Medizin anzusiedeln. Ich war auf der Suche nach Entstehungskontexten und Bedeutungszusammenhängen. Meine

Dissertation diente dem Entflechten der Diskurse, welche den Begriff Qualität prägen. Mein Ziel dabei war, die Datenerhebung in einem Maximum von Settings durchzuführen, in denen über die hausärztliche Qualität reflektiert, diskutiert und verhandelt wird.

Ich führte Interviews mit Hausärztinnen und Hausärzten, sammelte Fallnarrative, nahm an Euren Qualitätszirkeltreffen teil, besuchte nationale und internationale hausärztliche Konferenzen und Workshops zur Qualitätsmessung, aber auch die hausärztlichen nationalen, politischen Kundgebungen in der Bundesstadt Bern. Ich liess mich nicht auf längere Zeit auf ein definiertes Setting oder eine spezifische Praxis ein, sondern reiste dem Qualitätsbegriff auf seiner Reise hinterher. Das führte zu einer Praxisferne meiner Vorgehensweise, die Du natürlich zu Recht kritisierst. Es war eine andere Art des Eintauchens in die Qualitätsfrage, anders als dies ein klassisch ethnographischer Zugang oder Sylviane Gindrats Film macht.

Rückblickend habe ich mich bei diesem Hinterherreisen stellenweise in der Breite der Thematik verloren. Teilweise liegt das sicherlich an der zu wenig eingegrenzten Fragestellung und den begrenzten zeitlichen und finanziellen Ressourcen, welche mir für die Dissertation zur Verfügung standen. Ein anderer Grund liegt aber sicherlich an einem der Hauptmerkmale der Qualitätsdiskussionen, wie wir sie seit den 1990er Jahren beobachten können: dass auch bei genauem Hinschauen oft nicht klar ist, um was es konkret geht. Deshalb habe ich in meiner Dissertation immer wieder von einem «entleerten Diskurs» gesprochen. Es wäre aber zu negativ und würde all den Qualitätsbemühungen unrecht tun, wenn man dies einfach so stehen liesse. Neben vielen angeordneten Qualitätsaktivitäten, deren Nutzen fragwürdig ist, sind diejenigen Prozesse wichtig, die auf individueller Ebene etwas in Bewegung setzen. So wie dies ein zu Beginn unseres Briefverkehrs erwähntes Zitat aus meinen Interviews zum Ausdruck bringt:

> Unter dem Mantel «Qualität» hat man die Ärzte dazu gezwungen, miteinander darüber zu reden, was wir überhaupt damit meinen. Vorher hat einfach jeder für sich selber gearbeitet. Für mich ist das positiv.

Herzlich, Andrea

Angst, Unsicherheit und Medikalisierung

Liebe Andrea 15. April 2014

Mit Deinen Gedanken relativierst Du die modernen Qualitätsansätze stark. Für unterschiedliche Situationen müssen unterschiedliche Messmethoden angewendet werden. Keine Messmethode erfasst das Ganze. Unterschiedliche Ausgangslagen und Vorannahmen führen zu unterschiedlichen Interpretationen.

Auf Deiner Forschungsreise entlang dem Qualitätsbegriff konntest Du aus der Sicht einer Metaebene ohne eigene Interessensbindung die Machtansprüche feststellen, welche die unterschiedlichen ‹Player› verfolgen. Der Qualitätsbegriff schien Dir in inflationärem Gebrauch und der Diskurs über die Qualität nicht selten sinnentleert zu sein. Harte Worte. Hier könnten wir unser Buch abschliessen.

Trotzdem lässt mich unser Nachdenken über die Qualität noch nicht los. Was Dich bestimmt nicht überraschen dürfte. Unsere heutige Medizin befindet sich von der Primär- bis zur Tertiärversorgung auf einem ausserordentlich hohen Niveau. Sie ist, wenn ich den inflationären Begriff überhaupt noch verwenden darf, von sehr guter, aber mehr maximaler denn optimaler Qualität. Das heisst, unsere Bemühungen um weitere Verbesserungen spielen sich im Grenznutzenbereich (vgl. Abb. 2, S. 86) ab. Nur mit höchstem strukturellem, personellem und finanziellem Einsatz können weitere kleine Verbesserungen in Richtung noch grösserer Perfektion erreicht werden.

Trotz dieser sehr hohen Qualität der medizinischen Versorgung stimmt etwas Grundsätzliches nicht, habe ich den Eindruck. Es scheint mir, dass in unserer Gesellschaft mit Fokus auf ein Gesundheitswesen von höchster Qualität im Bereich der sogenannten Spitzenmedizin die alltäglichen Grundbedürfnisse der Menschen nicht genügend beachtet werden. Das sind existentielle gesellschaftliche Phänomene jenseits des unmittelbaren medizinischen Einflusses. Dinge, die dem Menschen ein unbestimmtes Grundgefühl geben, das sie ununterbrochen belastet und die sich gesundheitsrelevant auswirken. Es sind Sorgen und Nöte, die sich oft in schwer definierbaren körperlichen und psychischen Symptomen äussern, gegen die die Medizin keine Medizin hat. Bei Problemen dieser Art werden entsprechend viele Menschen von der Medizin enttäuscht, wenden sich von ihr ab und suchen eigene therapeutische Wege, auch esoterische oder wissenschaftlich nicht erhärtete Zusatzbehandlungen. Mit dem Nichtverstandensein entsteht ein schwer erklärbarer, schier unerschöpflicher Zusatzbedarf an Therapien. Hier sind Politik und Wirtschaft als ‹Ärzte› gefragt.

Verunsicherung, Angst und Vertrauensverlust sind in unserer Gesellschaft weit verbreitet und dürften solche die Gesundheit beeinträchtigende Elemente sein. In den folgenden Abschnitten will ich diese Elemente etwas beleuchten. Dabei kommt ein neues Konzept in den Fokus unseres Gesprächs über die Qualität, die *social determinants of health*, die gesundheitsbestimmenden gesellschaftlichen Faktoren.

Trotz unseres nach wie vor hohen Lebensstandards leiden viele Menschen zunehmend an einer sozioökonomischen Verunsicherung. Die wachsende Zahl an MUPS, das heisst medizinisch nicht erklärbare körperliche Symptome, könnte hierauf beruhen. Ein Zusammenhang zwischen unklaren Symptomen aus dem psychosomatisch-somatopsychischen Formenkreis und einer sozialen Grund(ver)stimmung ist durchaus plausibel, wenn auch noch wenig erforscht. Folgende Elemente unserer ökonomisch geprägten Welt könnten eine Rolle für die Begünstigung von MUPS spielen: familiäre Entwurzelung und Vereinsamung durch beruflich geforderte geographische Flexibilität, Austauschbarkeit der Menschen trotz hoher Qualifikation bei hohem Konkurrenzdruck, fehlende Stellensicherheit, die mit finanzieller Unsicherheit einhergeht, gleichzeitig hohe Erwartungen und Ansprüche, Reduktion des Menschen als eine *human resource* etc.

Angst ist in meinen Augen ein therapietreibendes Phänomen in unserer Gesellschaft, sowohl der Bevölkerung als auch der Ärzteschaft. Als Steigerungsform der Verunsicherung ist sie unterschwellig omnipräsent. Vielleicht ist sie sogar die hauptsächliche treibende Kraft für die exorbitanten Gesundheitskosten. Sie steckt hinter den *worst case*-Szenarien, die unser Verhalten im Gesundheitssystem prägen. Auftretende Symptome müssen sofort in ihrer ganzen medizinischen Tiefe ausgelotet werden, um nicht möglicherweise etwas zu verpassen, was man bei sofortiger Entdeckung noch hätte heilen können. Warten im Sinn von *watchful waiting*, das der Selbstheilung eine Chance gibt, erscheint unter diesem Aspekt unverantwortlich. Die Gefahren von unnötigen Untersuchungen, die wir früher erwähnt haben, werden ignoriert. Oft gibt es kein griffiges Resultat – weder eine absolut sichere Bestätigung der Gesundheit noch eine therapierbare Krankheit. Es folgt Enttäuschung. Und die Angst dreht sich eine Spirale weiter.

Vertrauensverlust ist ein weiteres gesundheitsbeeinträchtigendes Phänomen unserer Gesellschaft. Leider nicht ganz ohne Grund. Neu vorgestellte wissenschaftliche Resultate sind allzu oft unwahr. Die Gründe sind mannigfaltig (Ioannidis 2005). Studien werden bewusst falsch angelegt, oder negative Resultate werden nicht publiziert, z.B. aus wirtschaftlichen Gründen, um ein Medikament, das sich aufgrund neuer Studien als wirkungslos erwiesen hatte, dennoch weiterhin auf dem Markt zu halten (z.B. Tamiflu®). Das reduziert verständlicherweise die Glaubwürdigkeit der gesamten wissenschaftlichen Medizin. Berichte von eigennützigen Ärzten untergraben die Glaubwürdigkeit der Medizin zusätzlich.

Als Folge dieser Phänomene dürfte sich der enorm hohe Therapiebedarf unserer heutigen Gesellschaft erklären. Für ihre Gesundheit wenden die Menschen zusätzlich zu den von den Krankenkassen übernommenen Therapien zahllose weitere Gesundheitsmassnahmen an, die sie selber bezahlen müssen. Dieser riesige Aufwand, dünkt mich, steht in einem schwer verständlichen Kontrast zur statistischen Aussage, nach welcher 80% der Bevölkerung mit ihrem Gesundheitszustand zufrieden sind.

Im Bereich der Grundbedürfnisse scheint unsere Bevölkerung einen grossen Bedarf nach mehr Sicherheit und qualitativ besserer Betreuung zu haben. Aus der Geschichte weiss man, dass im 19. und 20. Jahrhundert die sozioökonomischen Verbesserungen für die Steigerung der Gesundheit der Bevölkerung mindestens ebenso wichtig waren wie die medizinischen Fortschritte. Jetzt, da unsere sozioökonomischen Verhältnisse – zumindest in der Wahrnehmung der Bevölkerung – zusehends kippen, müssen wir dafür sorgen, dass nicht ein umgekehrter Prozess in Richtung einer schlechteren Gesundheitsqualität einsetzt.

Herzlich, Bruno

Lieber Bruno 19. April 2014

Ich möchte ergänzen, dass sich nicht nur die Pharmaindustrie dieser Ängste bedient, sondern auch die Medizin und weitere Anbieter therapeutischer Dienstleistungen. So entsteht ein breit abgestützter milliardenschwerer Gesundheitsmarkt.

Was Du aufnotiert hast, ist keine nur distanzierte Reflexion über das Gesundheitswesen. Du erlebst diese grundsätzlichen Beeinträchtigungen in Deinem Praxisalltag. Was könnten Ansätze sein, um diesen Entwicklungen entgegenzuwirken?

Herzlich, Andrea

Liebe Andrea 24. April 2014

Der Erhalt der Gesundheitsqualität der Bevölkerung kann naturgemäss nur durch ein Zusammenwirken von sozioökonomischen vertrauensfördernden Massnahmen durch Politik und Wirtschaft, von gesellschaftlichen Massnahmen für eine gesunderhaltende Umwelt sowie von einer starken Medizin in einem starken integrativen Gesundheitswesen (Sturmberg 2007; Bircher & Kuruvilla 2014) erreicht werden. Die Medizin soll nicht mehr in erster Linie im Spitzenbereich wirksam sein, sondern muss in die Breite zielen. Sie muss auf einer Ebene angesiedelt sein, auf welcher die ganze Bevölkerung einen Nutzen erhält. Einfacher gesagt: Es braucht eine gut ausgebaute medizinische Grundversorgung mit einer starken Hausarztmedizin im Zentrum, wie sie das Schweizer Stimmvolk in der Abstimmung vom 18.5.2014 angenommen hat. Ein Hausarzt auf 1000 Einwohner und ein Verhältnis von 1:2 zwischen Spezialisten und Hausärzten sind erforderlich, um die Stärke der Hausarztmedizin voll zu nutzen. Das zeigen internationale Zahlen. Aktuell gibt es in der Schweiz rund 0,6 Hausärzte (Tendenz abnehmend) auf 1000 Einwohner, und das Verhältnis zwischen Spezialisten und Hausärzten ist gerade umgekehrt 2:1, Tendenz steigend. Wir bewegen uns zurzeit in die falsche Richtung. Denn ein auf starke Hausarztmedizin aufgebautes Gesundheitssystem zeigt bessere Resultate und bessere Qualität in allen Bereichen der Gesundheit bis hin zu einer höheren Lebenserwartung (Starfield et al. 2005).

Ich fasse zusammen: Der Fokus auf die Verbesserung der medizinischen Qualität muss, den wunderbaren medizinisch-technischen Möglichkeiten im Spitzenbereich zum Trotz, künftig mehr auf die breite Basis als auf die schmale Spitze eingestellt werden. Das erfordert von den Hausärztinnen und Hausärzten sowie Angehörigen von weiteren Gesundheitsberufen, die in der Grundversorgung tätig sind, neben dem unabdingbaren medizinischen Fachwissen eine hohe kommunikative Kompetenz und ein systemisches Verständnis. Diese Kompetenzen sind nicht einfach angeboren, sondern sind lehr- und lernbar. Sie ermöglichen ein patientenzentriertes und umfassendes Vorgehen. Bei jedem Patientenkontakt sollen die Befürchtungen und Bedürfnisse hinter den Symptomen zeitgerecht ganzheitlich erfasst werden. Selbstkompetenz und Eigenverantwortung der Patienten sollen soweit wie möglich gefördert werden. Die Fähigkeiten der Menschen, ihre Probleme und Unsicherheiten zu bewältigen, können so gestärkt und ihre oft versteckten Ressourcen bewusst zutage gefördert und genutzt werden.

Liebe Andrea, ich weiss nicht, ob ich jetzt völlig von unserem Weg abgewichen bin. Auch hier wird sich wiederum die Frage nach der Qualität stellen. Und auch hier wird die Qualität letztlich wiederum nicht quantifizierbar sein. Es wäre einfach ein weiterer Weg auf dem Qualitätspfad, für dessen Wirksamkeit es wissenschaftliche Forschungsresultate gibt.

Herzlich, Bruno

Lieber Bruno 4. Mai 2014

Du sprichst Missstände an, die Deinen Qualitätsansprüchen in die Quere kommen. Als Hausärztinnen und Hausärzte seid Ihr dazu verpflichtet, ökonomisch zu arbeiten, d.h. in einer Art und Weise, die durch die begrenzten Ressourcen des Gesundheitswesens bedingt ist und Euch andererseits ein gewisses Einkommen sichert. Immer wieder seid Ihr Ärztinnen und Ärzte der Kritik ausgesetzt, mit den Ressourcen im Gesundheitswesen nicht sorgsam genug umzugehen oder aus medizinischen Behandlungen sogar Profit zu schlagen. Diese Kritik ist in der Regel einseitig auf Euch Ärzte gerichtet, und die Rolle von Patientinnen und Patienten bei der Zunahme der Gesundheitskosten wird wenig thematisiert. Wenn von Qualität und Qualitätskontrolle die Rede ist, dann sind diese deutlich auf den Arzt oder die Ärztin ausgerichtet. Die Rolle des Patienten ist allenfalls jene des Begutachters von Qualität im Rahmen von Befragungen zur Patientenzufriedenheit, selten aber die des Co-Produzenten von Qualität.

Parallel zum Qualitätsdiskurs, aber nicht direkt mit diesem verknüpft, wird wird seit Mitte der 1990er Jahre vom Konzept «Gesundheitskompetenz» *(health literacy)* gesprochen. Damit wird die Befähigung der Patientinnen und Patienten verstanden, sich kritisch mit Gesundheit und Gesundheitsdienstleistungen auseinanderzusetzen. Diese Ansätze verfolgen primär das Ziel, Patientinnen und Patienten zur Selbstbestimmung und Autonomie zu befähigen, sie mündig zu machen. Das ist natürlich insofern wünschenswert, als dass dadurch das paternalistische Arzt-Patienten-Verhältnis durch Prozesse des gemeinsamen Entscheidens abgelöst wird. Zum sogenannten *shared decision making* haben wir uns in unserem Briefwechsel mehrfach ausgetauscht. Dass die Förderung der Gesundheitskompetenz bislang nur begrenzt erfolgreich war, zeigt sich in Deinen Schilderungen: Viele Patientinnen und Patienten können mit den vielen Angeboten des Gesundheitsmarktes nur schwer umgehen. Ich war vor einigen Jahren an einer Forschung beteiligt, die die Mediennutzung von Patienten zur gesundheitsbezogenen Informationsbeschaffung untersuchte (Sommerhalder et al. 2009). Es zeigte sich, dass das Internet zwar eine wichtige Informationsquelle ist, dass der Zugang zu den vielfältigsten Gesundheitsinformationen die Menschen aber nicht zwingend selbstbestimmter und mündiger macht, sondern, im Gegenteil, verunsichert. Für die Gewichtung, Einordnung und Interpretation der gefundenen Informationen sind die meisten Patienten auf fachliche Beratung angewiesen. Die kommunikativen ärztlichen Kompetenzen, die es für diese Beratung braucht, werden eine immer wichtigere Rolle spielen. Wie man unlängst in der Schweizerischen Ärztezeitung lesen konnte, sind diese Kompetenzen für den hausärztlichen Praxisalltag zentral (Sommer & Rieder 2014). Sie gelangen aber wohl nur langsam in die Curricula des Medizinstudiums.

Herzlich, Andrea

Liebe Andrea   9. Mai 2014

Haben sich die interviewten Hausärztinnen und Hausärzte zu den negativen Effekten geäussert, welche die von den Patienten selbst besorgten Zusatzinformationen haben können?

Herzlich, Bruno

Lieber Bruno   13. Mai 2014

In meiner Erhebung kam deutlich zum Ausdruck, dass es für den Hausarzt dann herausfordernd wird, wenn Patienten aufgrund ihrer Informationen Behandlungen einfordern, welche sich nicht mit den Qualitätsvorstellungen des behandelnden Arztes decken. Viele der interviewten Hausärzte reagieren auf solche Situationen sensibel. So erklärte ein Hausarzt, dass er seine Patienten als Kunden betrachte, welche seine Dienstleistungen in Anspruch nehmen, dass die Behandlung aber trotz dieses Umstandes doch seinen klinischen und ethischen Prinzipien entsprechen müsse. Er kritisierte, dass manche Patientenforderungen dies verunmöglichen. Wie sich in den Gesprächen zeigte, gibt es eine ganze Palette von Forderungen, die an den Arzt oder die Ärztin herangetragen werden, bestimmte Abklärungsformen werden gefordert (physische Untersuchungen, Laboruntersuchungen, Überweisungen bis hin zu spezifischen Medikamenten). Wie sich zeigte, reagieren Hausärztinnen und Hausärzte sehr unterschiedlich auf diesen Druck seitens der Patienten. Manchmal geben sie nach, um das sogenannte ‹Ärztehopping› zu vermeiden, manchmal verhandeln sie mit ihren Patienten und bringen ihren Unmut zum Ausdruck oder dann führen die Forderungen sogar zur Beendigung einer Arzt-Patienten-Beziehung. Die Äusserungen brachten zum Ausdruck, dass im Idealfall eine Klärung von Rollen, Erwartungen und Zielen erfolgt.

Wie ich mehrfach betont habe, ist der Qualitätsdiskurs heute zu stark auf das Fachpersonal ausgerichtet. Was es aber bräuchte, wäre eine stärkere Verknüpfung zwischen Qualitätsmassnahmen für Fachpersonen und den *Health-literacy*-Programmen für Patienten. Denn Qualitätsentwicklung und Qualitätsverantwortung gehen alle an, die Ärzte und die Patienten.

Aber natürlich reicht Qualität weit über das Sprechzimmer hinaus und ist abhängig von einer starken Grundversorgung. In einem früheren Beitrag hast Du ein starkes und emotionales Plädoyer in diese Richtung abgegeben. Für die Illustration des Gesundheitswesens und die Beziehung zwischen Grundversorgung und Tertiärmedizin habe ich vor kurzem ein Buch gelesen, welches sich dazu des sogenannten «Eisbergmodells» bedient (Meyer 2006):

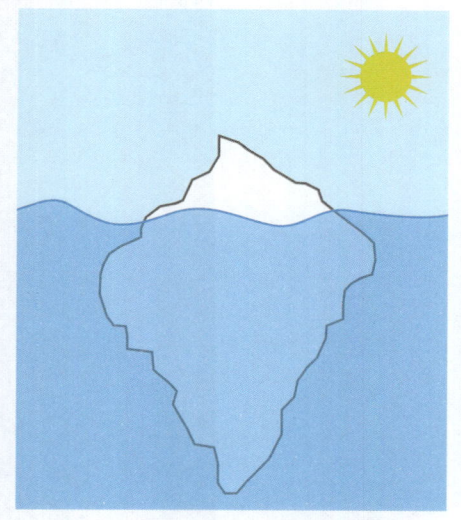

Abb. 5: Eisbergmodell, exemplarische Abbildung.

Im oberen Achtel der Gesundheitsversorgung findet die hochspezialisierte Medizin statt. Es ist eine «materiell und personell aufwendige und mit Forschung verbundene Medizin» (Marty 2006: 114). In der öffentlichen Wahrnehmung ist oft lediglich von der Spitze des Eisbergs die Rede. Etwas vereinfacht gesprochen bleibt der Eisberg nur dann stabil, wenn die Masse unter dem Wasser – die Primär- und Sekundärversorgung – ihn trägt und gewisse statische Kriterien erfüllt. Gibt es im unteren Teil des Eisbergs eine Veränderung, hat dies Auswirkungen auf den oberen Teil und umgekehrt, so wie Du das in Bezug auf komplexe Systeme weiter vorne geschildert hast. Die Kunst liegt in der Balance des Eisbergs.

Der Qualitätsdiskurs fordert dabei uns alle auf, über die Grenzen zwischen Machbarem, Notwendigem und Unnötigem nachzudenken und so die Balance des Eisbergs zu realisieren. In der Grafik kommt deutlich zum Ausdruck, dass das Gesundheitswesen von einer starken Grundversorgung getragen werden muss. So wie es ein aktuelles EU-Papier[19] betont und wofür Du und Deine Kolleginnen und Kollegen seit Jahren mit grossem Engagement plädieren.

Herzlich, Andrea

---

19 http://ec.europa.eu/health/expert_panel/opinions/docs/001_definition primarycare_en.pdf.

Selbstbestimmung und ökonomische Verantwortlichkeit

Liebe Andrea 18. Mai 2014

Deine Gedanken sind sehr interessant und wichtig. Ich werde versuchen das zunehmend selbstbestimmte und fordernde Handeln der Patienten und ihre finanzielle Mitverantwortung, welche bisher noch weitgehend fehlt, zu analysieren. Dazu will ich zuerst den Weg vom passiv duldenden «Patienten» zum aktiv mitbestimmenden «Aktienten» skizzieren, wie er sich in den letzten Jahrzehnten rasant entwickelt hat. Danach werde ich darüber nachdenken, wie aus persönlicher Betroffenheit durch eine Krankheit und der damit verbundenen existentiellen Angst ein diagnostischer und therapeutischer Aktivismus ausgelöst werden kann. Du wirst sehen, das Ganze hat mit der Lebensphilosophie unserer Gesellschaft zu tun und kann nur durch einen ernsthaften öffentlichen Diskurs verändert werden.

Mit den neuen Informationstechnologien wird medizinisches Wissen für alle verfügbar. Die Medizin wird aus ihrem Elfenbeinturm herausgeholt. Sie wird sozusagen demokratisiert. Der Status des Patienten verändert sich. Er wird vom passiv duldenden Patienten zum aktiv mitdenkenden Partner. Die Beziehung zwischen Arzt und Patient wird enthierarchisiert, auf eine gleiche, partnerschaftliche Ebene gestellt. Mit allen damit verbundenen Möglichkeiten und Chancen. Eine Entwicklung, die ich persönlich sehr begrüsse.

Die Hausarztmedizin hat sich bereits seit einiger Zeit global in Richtung einer personenzentrierten Medizin entwickelt. Der aktive Einbezug des Patienten schien den zahlreichen aktiv mitdenkenden Mitgliedern des Welthausärzteverbandes WONCA für eine erfolgreiche Behandlung unabdingbar zu sein. Zu Beginn sprach man von *informed consent*. Der Patient soll von seinem Arzt über die Überlegungen und Vorschläge für Abklärung und Therapie informiert werden und sich mit diesen einverstanden erklären.

Dies griff jedoch zu wenig weit, so dass man diesen Begriff bald aufgab und das Konzept *informed decision making* etablierte.

Der Patient soll aufgrund der Informationen, die ihm vom Hausarzt allgemeinverständlich vermittelt werden und die er zusätzlich selber erarbeitet, in den gesamten Entscheidungsfindungsprozess miteinbezogen werden. Damit wird der Patient vom Hausarzt in die persönliche medizinische Mitverantwortung genommen. Daraus folgt für den Arzt natürlich keine einfache und billige Entschuldigung für allfällige Fehlentscheide. Dieses partnerschaftliche Vorgehen erfordert eine ernsthafte und verantwortungsvolle Kommunikation zwischen Arzt und Patient und zudem grosses Vertrauen und oft viel Zeit. Der Arzt muss die Sprache des Patienten sprechen. Er muss nicht nur die medizinische Terminologie übersetzen, sondern auch die intellektuellen und kognitiven Fähigkeiten des Patienten berücksichtigen. Der Arzt muss dem Patienten die wissenschaftlichen Grundlagen, auf denen seine fachlichen Vorschläge basieren, verständlich darlegen können. Und er muss imstande sein, die Glaubwürdigkeit der Quellen, aus denen der Patient seine eigenen Informationen geholt hat, zu beurteilen.

Als nächster konsequenter Schritt folgte das Konzept «*patient empowerment*». Es wurde 2011 anlässlich der Revision in die europäische Definition der Hausarztmedizin aufgenommen. Der Patient wird in einer gewissen Weise in die Selbständigkeit entlassen. Aus eigener Kraft, eigener Initiative und eigener Entscheidung wird der Patient zum selbstbestimmten Partner des Hausarztes. Er kommt mit eigenen Vorstellungen, die er durch seine Internet-Recherchen bei Google und Co. erarbeitet hat, in die Sprechstunde. Oftmals ist der Patient eher verwirrt und desorientiert durch all die Informationen, denen er begegnet ist. Seine Meinung ist in der Regel nicht fixiert.

Der Hausarzt wird nicht überflüssig, erhält aber eine andere Rolle, die Rolle des fachkundigen Co-Experten. Und Dr. Google sitzt mit im Sprechzimmer. Zur Anamnese gehört heute, den Patienten zu fragen, ob und was er zu seinem Befinden bereits recherchiert oder «ergoogelt» hat. Und es gehört mit zu den Aufgaben des Hausarztes, am Ende der Konsultation dem Patienten noch einen guten Rat betreffend «Google», zu seiner Situation und zur diskutierten Behandlung mitzugeben.

Diese Selbstbestimmung geht noch weiter. Am Ende steht die Selbstbestimmung zur Beendigung des eigenen Lebens. Dieses Thema würde eigene Bücher füllen.

Letztlich ist dies alles eine völlig verständliche und nachvollziehbare Entwicklungsreihe, findest Du nicht auch?

Alle diese Schritte hin zur Selbstbestimmung wurden nicht nur nötig, weil das medizinische Wissen für alle verfügbar wurde. Sie bewegen sich, bei genauer Betrachtung, entlang der allgemeinen gesellschaftlichen Entwicklung. Das Ganze greift aber noch tiefer. Parallel zum zunehmenden wissenschaftlichen Wissen über Gesundheit und Krankheit und zu neuen sogenannten evidenzbasierten Behandlungsmethoden ist paradoxerweise auch die *uncertainty*, die Unsicherheit, in allen Belangen gestiegen. Auch davon haben wir früher schon gesprochen. Die Unsicherheit wächst teilweise noch schneller an als das Wissen. Medizinische Entscheide werden dadurch schwammiger und unabwägbarer. Die Entscheidung wird zu einem Entscheidungsfindungsprozess, zu einem Tanz mit der Unsicherheit in einem Raum voller Daten: Analysedaten, Lebensdaten des Patienten, wissenschaftliche und statistische Daten – richtige, falsche, gefälschte, manipulierte, neue, überholte, gebiaste, weiterentwickelte Daten. Diesen Tanz ohne den Patienten zu tanzen, kommt ganz bestimmt nicht in Betracht.

Betrachten wir nun, wie sich das eigene Betroffensein von einer Krankheit auf diagnostische und therapeutische Aktivitäten auswirkt. Für die kommenden Zeilen wechsle ich von der sachlichen Berichtform zum mitbetroffenen ‹Wir›. Es ist mir wichtig, mich nicht auszunehmen von dem, was ich nun sage. Ich will damit bekunden, dass es mir, wenn ich von einer Krankheit betroffen bin, nicht anders ergeht als meinen Mitmenschen. Du erinnerst Dich an die Angst, die ich weiter oben angesprochen habe. Die Angst ist eine Triebfeder des Handelns und tritt nicht selten in Form von Hyperaktivismus in Erscheinung. Ein Mensch, der eine gesundheitliche Störung wahrnimmt, wird zum Betroffenen. Betroffenheit führt zu Unsicherheit mit mehr oder weniger Angst. In den Augen des Betroffenen muss die Störung weg. Sie muss möglichst schnell weg, unabhängig davon, ob es sich dabei um eine ernsthafte Krankheit handelt, wo keine Zeit verloren gehen darf, oder um eine Störung mit bekanntem Selbstheilungspotential, wo Zuwarten angebracht wäre. Alle verfügbaren und besten Mittel werden erwartet, Abklärung und Therapie müssen unabhängig vom objektiven Bedrohungszustand rasch über die Bühne. Oft so rasch, dass die Selbstheilungspotenz der Störung keine Chance erhält. Dies führt zu einer gewissen Hektik und nicht selten zu Aktivismus mit oft unnötigen Untersuchungen und Behandlungen sowie manchmal zu gefährlichen Folgen, wie wir wissen. Die Kosten spielen für den Betroffenen jetzt in der Not keine Rolle mehr.

Herzlich, Bruno

Lieber Bruno 23. Mai 2014

Und wie wirken sich Betroffenheit und Angst auf das Kostenbewusstsein aus? Was sind die Auswirkungen auf ökonomischer Ebene?

Herzliche Grüsse, Andrea

Liebe Andrea 26. Mai 2014

Seit 1996 ist jeder Bewohner der Schweiz obligatorisch in unserem auf Solidarität aufgebauten Krankenversicherungssystem versichert. Die Prämienlast für uns als Versicherte ist hoch und belastet unser Budget spürbar, ohne dass normalerweise für uns eine Gegenleistung resultiert – solange wir gesund sind. Mit allen Mitteln versuchen wir, diese Prämienlast so niedrig wie möglich zu halten. Dafür wechseln wir am Ende des Jahres zu einem Versicherer mit einer tieferen Prämie. Dafür gehen wir Verträge mit unterschiedlichsten Versicherungsmodellen mit Prämienrabatten und gewissen Leistungseinschränkungen ein. Tendenziell schimpfen wir über die hohen Ausgaben unseres Gesundheitssystems. Die dem Gesetz als Kernpunkt zugrundeliegende Solidarität möchten wir manchmal am liebsten aufgeben.

Sobald wir krank werden, dreht sich der Spiess. Als Betroffene steht uns nun die versicherte Gegenleistung zu. Jetzt ist uns bei einer schweren und ernsthaften Krankheit, aber auch bereits bei leichteren Leiden, kein Mittel zu viel, um die verlorene Gesundheit zurückzuerlangen oder um weitere Krankheitsfolgen zu verhindern. In Situationen, in denen die schulmedizinische Behandlung zu wenig, zu langsam oder keinen Erfolg versprechen kann, setzen wir auf weitere Therapien, die wir oft parallel durchführen lassen. Wir wollen nichts unversucht lassen. Wenn es nicht hilft, so schadet es wenigstens nicht. Diese Therapien kosten viel Geld. Solange sie von der Versicherung bezahlt werden, können wir sie uns leisten. Wozu haben wir denn all die Jahre die Prämien bezahlt? Neben den selbstverständlich bezahlten Leistungen gibt es einige Behandlungen, die von den Krankenversicherern nur aufgrund eines ausdrücklichen Arztzeugnisses erstattet werden. Vom Hausarzt erwarten wir, auch wenn wir die entsprechende Behandlung ohne Rücksprache mit ihm selber indiziert haben, dass er uns das entsprechende Zeugnis ausstellt. Und was bleibt selbst einem kommunikativ geschulten und aufmerksamen Hausarzt in manchen Situationen letztlich anderes übrig, als diese eingeforderten Massnahmen zu verordnen, auch wenn er selber keinen Bedarf dafür gesehen hätte?

Bei lebensbedrohlichen Krankheiten gehen wir noch weiter, um den sich ankündigenden Tod aufzuschieben. Da sind uns die Kosten kaum noch eine Überlegung wert. Wir sind für alles bereit. Im Angesicht des Todes lassen wir neue und noch wenig erforschte Therapien über uns ergehen. Selbst dann, wenn sie sich erst im Forschungsstadium befinden und unser Leben statistisch gesehen wohl nur um einige wenige Tage zu verlängern vermögen. Wir rechnen fest damit, dass die Krankenkasse diese nicht kostenpflichtigen Therapien bezahlt. Und was bleibt der Krankenkasse in manchen Fällen übrig, als die Kostengutsprachen der Spezialisten zu befürworten? Und was bleibt uns als Kranken anderes übrig, als dies alles zu versuchen? Du verstehst nun sicher, warum ich die letzten Zeilen in ‹wir› geschrieben habe.

Herzlich, Bruno

Lieber Bruno 31. Mai 2014

Ich war in den vergangenen Tagen in Deutschland an einer Weiterbildung zu Medizinethik, welche von Professor Jan Bergmann an der Universität Hagen geleitet wurde. Zufälligerweise haben wir in einem Block genau über jene Themen diskutiert, die uns aktuell beschäftigen: die Rolle des Patienten und sein oftmals nicht vorhandenes Bewusstsein für die Kosten, welche er generiert. Bergmann sprach in diesem Zusammenhang zunächst despektierlich und veraltet anmutend vom «Infantilismus des Patienten». Was er damit meinte: Von den Ärztinnen und Ärzten wurde im Zuge der Demokratisierung verlangt, dass sie ihr paternalistisches Verhalten aufgeben. Selbstverständlich wäre es naiv zu meinen, dass es heute in jedem Sprechzimmer egalitär zu und her geht. Aber das Berufsethos hat sich zumindest dahingehend gewandelt. Im Zuge dieser Nivellierung der Beziehung von Arzt und Patient hat man auf Patientenseite viel investiert, um die sogenannte Gesundheitskompetenz zu fördern. Patientenorganisationen nehmen in den Gesundheitsdiskursen einen wichtigen Stellenwert als Advokaten von Patientinnen und Patienten ein. Im Internet können sich Patienten zu Gesundheitsthemen informieren. Darüber hinaus werden sie aufgefordert, ihre Ärztinnen und Ärzte auf Internetplattformen zu bewerten. Während die Namen der Ärzte genannt werden, können sich Patienten anonym äussern. Manche Qualitätsmessinstrumente basieren ausschliesslich oder partiell auf Patientenbefragungen. Wie wäre es, wenn komplementär dazu auch die Ärzte ihre Patienten bewerten könnten? Zugegeben, es ist eine heikle Frage, die ich hier aufwerfe. Aber die Forderung nach Qualität ist von einer gewissen Einseitigkeit gekennzeichnet, wie ich in einem früheren Beitrag geschrieben habe. Qualität ist etwas Relationales, das nicht nur die ärztlichen Tätigkeiten und klinischen Abläufe umfasst, sondern auch die Interaktion von Arzt und Patient. Diese Erweiterung hat auch analytische Implikationen, sprich Qualität müsste viel systemischer erforscht werden, als dies der Fall ist.

Die Krankenversicherer sind privat organisierte Unternehmen und befinden sich an der Schnittstelle zwischen den Versicherten (alle werden zu bestimmten Zeitpunkten zu Patienten), den vergüteten Fachpersonen des Gesundheitswesens und dem Bund. Diese Akteure haben nicht immer dieselben Vorstellungen von Krankheit, Gesundheit und Gesundheitsversorgung bzw. von der Grenzziehung zwischen denjenigen Gesundheitsleistungen, die von der Versicherung übernommen werden, und jenen, für die der Patient selber aufkommt. Übergeordnet geht es hierbei um die Frage, wie die zur Verfügung stehenden Ressourcen im Gesundheitswesen eingesetzt werden.

Herzlich, Andrea

Liebe Andrea 4. Juni 2014

Ich denke, dass dazu noch mehr gesagt werden könnte. Magst Du diesen Punkt noch etwas ausführen?

Herzlich, Bruno

Lieber Bruno 7. Juni 2014

2013 wurde ein gutes Buch zu diesem Thema publiziert. Die Herausgeber Kathrin Dengler und Heiner Fangerau der Universität Ulm beleuchten darin den Aspekt der Gerechtigkeit bei der Zuteilung von Behandlungsleistungen. Sie zeigen die Komplexität, die entsteht, wenn medizinische Leistungen nicht nur hinsichtlich ihrer gesundheitsbezogenen Qualität (Nutzen), sondern auch hinsichtlich ihrer Kosten evaluiert werden. Wie in Deutschland ist auch in der Schweiz die Kosten-Nutzen-Analyse von Gesundheitsleistungen gesetzlich verankert. Über die der Analyse zugrundeliegende Methodik und die Durchführungshoheit sind sich die verschiedenen involvierten Akteure allerdings uneins. Die Debatte zum Spannungsfeld Qualität/Ökonomie resultiert aus den divergierenden Definitionen von Gesundheit und Krankheit der verschiedenen Akteure. Das habe ich auch in meiner Dissertation deutlich zeigen können. Wie weit diese Ansätze voneinander abweichen, zeigt sich beispielsweise am Verhältnis der evidenzbasierten Medizin und der Definition von Gesundheit durch die WHO. Der Evidenz-basierten Medizin liegt ein eher geschlossenes, biomedizinisch und epidemiologisch orientiertes Gesundheitsverständnis zugrunde. Wird der EBM vorgeworfen, reduktionistisch zu sein, so wird an der WHO-Definition hingegen bemängelt, maximalistisch zu sein (Dengler & Fangerau 2013: 10). Auf beides hast Du hingewiesen. Die Autoren schreiben zudem, dass das passive Gesundheitsverständnis der WHO, bei dem Gesundheit als Abwesenheit von Krankheit verstanden wird, in den letzten Jahren von einem Gesundheitsverständnis abgelöst wurde, bei dem das Individuum aktiv ist. Gesundheit wird immer mehr als kontinuierlicher Prozess verstanden, an welchem nie genug gearbeitet werden kann. In der Tradition eines Michel Foucault wäre hier von Selbstdisziplinierung und von Selbsttechniken die Rede, welche das moderne Verhältnis des Subjekts zu seinem Körper charakterisieren. Dieses Gesundheitsverständnis ist ‹gegen oben offen›, weil man sich nie zu viel um seine Gesundheit kümmern kann. Es steht damit in einem Spannungsverhältnis zu den begrenzten Ressourcen, welche im Gesundheitssystem zur Verfügung stehen.

Der Grundsatz der Solidarität, auf welchem das Krankenversicherungsgesetz beruht, impliziert die Chancengleichheit. Das bedeutet, dass alle Bürgerinnen und Bürger denselben Zugang zu Gesundheitsleistungen haben sollen. Dieser Grundsatz verträgt sich aber nicht mit einem Gesundheitsverständnis, das gegen oben offen ist, weil dafür gar nicht genügend Ressourcen zur Verfügung stehen. Die Medizinethikerin Ruth Baumann-Hölzle betont deshalb immer wieder, dass es ein *Mass*, einen *Verteilungsschlüssel* braucht, an welchem die zur Verfügung stehenden Gesundheitsleistungen gemessen werden.

In einem gemeinsam publizierten Artikel zu den in diesem Zusammenhang oft genannten und umstrittenen QALY[20] schreiben wir, dass das Krankenversicherungsgesetz für die Vergütung von Leistungen die sogenannten WZW-Kriterien (Wirksamkeit, Zweckmässigkeit, Wirtschaftlichkeit) festgelegt hat.

> «[Diese] sollen zum einen sicherstellen, dass der einzelne Patient aus individualethischen Gründen vor unwirksamen und unzweckmässigen Leistungen geschützt wird, d.h. weder über- noch untertherapiert wird; zum anderen sollen die Leistungen aus sozialethischen Gründen angesichts knapper finanzieller Ressourcen wirtschaftlich vertretbar sein» (Baumann-Hölzle & Abraham 2013: 29).

An der Operationalisierung dieser Kriterien beissen sich aber zahlreiche Fachleute seit geraumer Zeit die Zähne aus. In den vergan-

---

20 *Quality-adjusted life years.*

genen Jahren wurde beispielsweise versucht, bestimmte Behandlungen mittels sogenannter «Health Technology Assessments» (HTA) hinsichtlich ihrer Wirksamkeit, Zweckmässigkeit und Wirtschaftlichkeit zu evaluieren. Dazu haben wir uns am Beispiel des Mammographie- und des Prostatascreenings ausgetauscht. Eine weitere Auseinandersetzung mit den drei Kriterien findet im Rahmen der kontinuierlichen Arbeit am Leistungskatalog der Versicherer statt. Der Leistungskatalog beinhaltet all jene Behandlungen, welche von der Versicherung übernommen werden. Diese Arbeiten am Verteilungsschlüssel (wie viel dem Einzelnen an Gesundheitsleistung zusteht) finden auf der Ebene der Gesundheitspolitik und Gesundheitsökonomie statt, also weit weg vom Alltag des Sprechzimmers und der Lebenswelt des Patienten. Ich nehme an – und Du hast dies in Deinem Beitrag ebenfalls geäussert –, dass viele Patientinnen und Patienten nur dann direkt mit diesen Verteilungsfragen konfrontiert werden, wenn bestimmte Leistungen von der Krankenkasse nicht übernommen werden. Ob sie sich aber der grösseren sozialethischen Dimension bewusst sind? Ich wage es zu bezweifeln. Die Ausblendung der Mitverantwortung und Verpflichtung des Patienten für Qualität und Kosten ist einer der grossen blind spots gegenwärtiger Qualitätsdiskussionen. Ärgert Dich diese sorglos erscheinende Konsumhaltung auf Patientenseite nicht?

Herzlich, Andrea

Liebe Andrea   10. Juni 2014

Deine Aussagen zur Mitverantwortung und Verpflichtung des Patienten in Sachen Qualität und Kosten als einer der blind spots in gegenwärtigen Qualitätsdiskussionen, die damit verbundene oft sorglose ökonomische Haltung auf Patientenseite leuchten mir ein. Und Deine Frage, ob mich dies nicht manchmal ärgere – also die emotionale Auswirkung auf mich als beteiligten Hausarzt –, lassen mich vertieft nachdenken. Auf diesen Themenkreis, den Du mir am Schluss Deines Briefs aufgibst, will ich Dir gerne antworten.

Es mag sein, dass ein Teil der Antwort, wie Du bereits sagtest, darin zu finden ist, dass der Diskurs «Qualität versus Kosten» weit entfernt von der Bevölkerung stattfindet, dass wir Menschen in der Regel erst dann mit diesem Diskurs in Berührung kommen, wenn uns eine in unseren Augen dringend nötige Leistung verweigert wird. Einmal mehr dürften die Zusammenhänge aber doch etwas komplexer sein. Ich werde einige weitere Punkte beleuchten.

Für die mangelnde Kostenmitverantwortung scheint mir die Betroffenheit der Kranken ein bedeutsamer Faktor zu sein. Davon habe ich früher schon gesprochen. Von einer Krankheit betroffen, gelingt es uns nicht mehr, rein rational zu bleiben und unsere Bedürfnisse kühl gegen die zu erwartenden Kosten abzuwägen. Es ist nicht wie beim Kauf eines Autos. Hier dürften wir es eher schaffen, ein Fahrzeug nach unserem Portemonnaie und nicht nach der emotionalen Betroffenheit zu kaufen. In einem Krankheitsfall befinden wir uns, meistens unvorbereitet, mitten in einem unwägbaren, uns bedrohenden Zustand, der uns den sicheren Boden unter den Füssen wegreisst. In dieser Situation stehen wir letztlich allein da. Entsprechend sind wir uns selbst am nächsten und nehmen uns das Recht auf alles, was uns unterstützt und Heilung verspricht. Dazu haben wir die Krankenversicherung, für die wir all die Jahre unsere Versicherungsprämie bezahlt haben («die ich bisher nie beansprucht habe»).

Unsere Betroffenheit geht noch viel weiter, fordert noch mehr. Selbst dann, wenn wir trotz Versicherungsobligatorium keine Krankenversicherung bezahlt haben sollten – in der Schweiz sind das circa 300'000 Menschen –, steht uns trotzdem ein Anspruch auf volle Hilfe zu. Dies dank des ethisch-humanistischen Grundsatzes unserer Bundesverfassung der Gleichheit aller Menschen, der gleichen Rechte und entsprechend einer Gleichbehandlung aller Menschen. In der Verfassung ist viel von Rechten, Freiheiten, Schutz und Förderung jedes Einzelnen die Rede. Die Pflichten hingegen lasten meistens auf der Gemeinschaft und nicht auf dem einzelnen Bürger. Ich denke, dass dies nicht einfach Phrasen sind. Wir selber fühlen auch so. Ich kann und möchte mir persönlich nicht vorstellen, dass Menschen medizinische Hilfe verweigert wird, nur weil sie die Versicherungsprämien nicht bezahlt haben. Die auf Verfassungsebene festgehaltene Verteilung von Rechten und Pflichten/Mitverantwortung zugunsten des Individuums und zu Lasten der Gemeinschaft prägt unser Denken und unsere Haltung.

Offenbar ist es der Preis, den wir für unseren erfolgreichen Grundsatz von Gleichheit und Gleichbehandlung bezahlen.

Der Bevölkerung als Ganzer kann ein Kränzchen gewunden werden. Sie nimmt die Mitverantwortung in sehr hohem Masse freiwillig wahr. Über 95% der in der Schweiz lebenden Menschen halten sich an die Spielregeln und erfüllen ihre solidarische Pflicht, die Prämien der Krankenversicherung zu bezahlen. Auch auf dieser Pflichterfüllung mögen im Krankheitsfall die hohen bis überhöhten Ansprüche und das Hintanstellen der Kostenmitverantwortung beruhen.

Herzlich, Bruno

Lieber Bruno 15. Juni 2014

Vielen Dank für Deine Gedanken. Was bedeutet das nun für Deine konkrete Arbeit, insbesondere auf emotionaler Ebene?

Herzlich, Andrea

Liebe Andrea 19. Juni 2014

Deine Frage nach der Ärgerlichkeit weite ich nun aus. Ich starte damit, wie es normalerweise in der Sprechstunde abläuft. Dann betrachten wir die Situation mit fordernden Patienten und den entsprechenden Emotionen. Zum Schluss reflektieren wir den Umgang mit Emotionen bei sogenannt fordernden (*overdemanding*) Patienten und die Nutzung der ärztlichen Emotionen als Trigger für eine qualitative Wende zum Wohl von Patient und Arzt.

In der Konsultation gelingt es meistens, mit dem Patienten gemeinsam und ohne Ärger eine für seine Situation angemessene Lösung zu finden. Der Hauptfokus ist dabei immer auf den Patienten und eine hohe Qualität gerichtet. Die Gedanken an die Kosten laufen im Hintergrund selbstverständlich mit. Zumindest beim Arzt. Meistens wird die Kostenfrage vom Arzt nicht explizit angesprochen. Manchmal hingegen schon:

> Zur Behandlung Ihrer Rückenschmerzen sollten wir das Geld lieber für eine den Rücken stärkende Physiotherapie einsetzen, als für das MRI, das Sie vorgeschlagen haben und das meines Erachtens in Ihrer Situation zurzeit medizinisch nicht angezeigt ist.

Es kommt auch immer wieder vor, dass Patienten selber die Kostenaspekte erwähnen: «Lohnt sich das noch in meinem Alter?» Arzt und Patient finden gemeinsam eine gute Lösung von hoher Qualität und zu verantwortlichen Kosten. Das sollte die Regel sein.

In besonderen Fällen droht die Geschichte aus dem Ruder zu laufen und kann nicht immer erfolgreich aufgefangen werden. Solche Situationen mögen es sein, die Du mit Deiner Frage nach meiner Ärgerlichkeit gemeint haben magst. Du hast Recht, hier kommen unvermeidbar unterschiedlichste Emotionen ins Spiel: vielleicht Ärger, aber auch Mitleid, Hoffnung, Zweifel, Enttäuschung, Misstrauen, Angst etc. Im Interesse einer guten Qualität besteht die grosse Herausforderung für den Arzt darin, diese Emotionen, seien sie positiv oder negativ, richtig zu deuten und mit ihnen zu arbeiten. Schauen wir uns solche Geschichten etwas näher an.

Besonders anfällig für negative Emotionen sind Konsultationen mit Menschen mit Krankheiten, die schulmedizinisch als unheilbar gelten. Oder Patienten mit Störungen, die keinen Namen und damit keine Erklärung und keine herkömmliche Behandlung haben, die erwähnten MUPS. MUPS gehen manchmal mit einem bunten Symptomkomplex quer durch verschiedene Organe einher. Diese sind für den betroffenen Patienten schwer zu ertragen und für den Arzt schwierig zu behandeln (*cure*) und zu betreuen (*care*). In die Abklärungslitanei und Behandlung ist neben dem Hausarzt nicht selten ein ganzes Helfersystem mit Spezialärzten, Alternativmedizinern und verschiedensten Therapeuten involviert. Im schlimmsten Fall in einer Zahl, die leicht einen Hörsaal füllen könnte. Die Kommunikation unter den Beteiligten ist – falls sie überhaupt aufgebaut ist – kaum aufrecht zu halten. Der Patient hört unterschiedlichste, vielleicht widersprüchliche Meinungen und Ratschläge und wird mehr und mehr verwirrt. Verschiedenste Therapien werden oft parallel angewendet. Meistens leider ohne Erfolg, solange der Fokus auf die «Entfernung» des Problems zielt. Eine grosse Herausforderung für den Arzt, insbesondere aber für den Patienten, solange er das erlittene körperliche oder geistige Defizit nicht annehmen kann.

In solchen Situationen, auch wenn sie nicht so krass sind, wird der Patient zunehmend selber aktiv. Der Patient wird zum «Aktient». Oft auf Anraten von Personen aus seinem Lebensumfeld, die ‹dasselbe› hatten und denen dies oder jenes gut geholfen hat. Oder aufgrund eigener Recherchen im Internet. So hat der Patient von einer neuen Behandlung erfahren, welche Hoffnung weckt, und braucht dafür eine ärztliche Verordnung oder Überweisung. Die Krankenversicherung habe auf telefonische Anfrage gesagt, dass sie die anfallenden Kosten nur dann übernehme, falls die Behandlung vom Hausarzt verordnet wird. Gedankenstrich: Bei Ablehnung der Kostenübernahme schiebt der Versicherer gerne den Hausarzt vor. Die Versicherung will ihren Kunden schliesslich nicht verärgern. Fait accompli!?

Solche, nicht im Voraus gemeinsam besprochene Patientenaktionen können manchmal – vor allem im Wiederholungsfall – ganz schön ärgerliche Gefühle wecken. Die negativen Emotionen sind für die gerade jetzt dringend nötige gute Arzt-Patienten-Beziehung nicht förderlich. Es sei denn, ich finde als Arzt den richtigen Umgang mit Emotionen. Ich spreche mein soeben empfundenes Ärgergefühl unter Umständen offen an. Ich versuche mit meinen Emotionen zu arbeiten. Auf jeden Fall nehme ich sie zum Ausgangspunkt für eine Beziehungsklärung zwischen dem Patienten und mir, für ein gemeinsames, rationales und sachliches Hinschauen. die Gründe für die nach seinem Gutdünken richtigen und wichtigen Forderungen können erörtert werden. Du erinnerst Dich an ICE *(ideas, concerns, expectations)*. ICE kann hier eine echte Stütze sein: die Erörterung der Ideen des Patienten zu seinem Zustand, zu seinem Krankheitsmodell, das Fragen nach der Bedeutung seiner Störung und nach den Auswirkungen auf seinen Alltag, das Erklärenlassen seiner Befürchtungen, seiner Erwartungen an die Massnahmen, die er – hier für eine nicht abgesprochene Verordnung – einfordert, die Klärung seines Auftrags an mich als seinen Hausarzt. Und darüber hinaus kann geklärt werden, wie sich der Patient meine Rolle in diesem Therapeutenkonvolut vorstellt und, auch umgekehrt, welche Rolle ich wahrnehmen kann und will. Es wird erörtert, wer sonst noch an der Behandlung seines Problems beteiligt ist, wer von den involvierten Therapeuten von den anderen weiss etc.

An diesem Expertentreffen zwischen dem Arzt als Experten für die Krankheit und dem Patienten als Experten für sein Leiden mutieren die anfänglichen Ansprüche und Forderungen des Patienten zu Vorschlägen, die von uns gemeinsam evaluiert werden. Die Therapie kann so in der Regel auf einer guten Bahn gehalten werden. Die Klärung wird zu einem therapeutischen Vorgang. Der anfänglich beidseitige Ärger wird zum Ausgangspunkt für einen besseren Prozess auf dem Weg zur bestmöglichen Qualität.

Im Ausnahmefall kommen Arzt und Patient zu keiner gemeinsamen, für beide akzeptablen Lösung. Kompromisse helfen vielleicht zur Überbrückung der Krise. Unabdingbar wird jetzt eine Klärung über die weitere therapeutische Zusammenarbeit. Falls wir uns nicht finden, war die Klärung nicht vergeblich. Wir kommen dadurch zu einem respektvollen Ende der Arzt-Patienten-Beziehung. Dies sehe ich als Voraussetzung für einen guten Neuanfang bei einem anderen Hausarzt. Auch dies gehört zu einer guten Qualität hausärztlichen Handelns. Du siehst, Deine kleine Frage zu fordernden Patientinnen und Patienten führt zu einem grossen, komplexen und qualitätsrelevanten Gebiet in der Medizin, zum Umgang mit Emotionen in der Sprechstunde.

Beim systemisch lösungsorientierten Ansatz, von dem wir früher bereits gesprochen haben, obliegt mir als Hausarzt des Patienten die Prozessverantwortung für Abklärung und Therapie. Diese verpflichtet mich immer zu einer genauen Situationsklärung. Dieses Daraufeingehen kann für beide Seiten echt herausfordernd sein. Ob wir uns dabei finden, ist nicht sicher. Oft hat der Patient bei genauem Hinsehen plausible Gründe für seine Forderungen. In diesem Fall schreibe ich die Verordnung oder Überweisung, und wir vereinbaren einen sinnvollen Nachfolgetermin zur Kontrolle.

Für mich als Arzt ist es unabdingbar, dass ich nur verordne, wofür ich die Verantwortung übernehmen kann. Für die Qualität meiner Arbeit ist es wichtig, dass ich den Patienten darauf aufmerksam mache, dass jede Polypragmasie[21] für ihn potentiell ge-

21 Gemäss DocCheckFlexikon versteht man unter Polypragmasie «ein therapeutisches oder diagnostisches Vorgehen, das durch eine grosse Zahl verschiede-

fährlich ist, indem sie sein Problem chronifizieren kann. Für den Patienten ist es wichtig, dass wir mit offenen Karten spielen, dass er darauf vertrauen kann, dass ich ihn nicht nur über Nutzen, sondern auch über Risiken informiere, dass ich nötigenfalls zu seiner eigenen Sicherheit Grenzen setze, dass sich mein allfälliger Vorbehalt nicht gegen ihn als Person richtet, dass mir sein Wohlbefinden wichtig ist. Für den Versicherer ist es wichtig, dass er meinen Zeugnissen und Verordnungen trauen kann, dass ich keine Gefälligkeitszeugnisse schreibe. Für die Gemeinschaft ist es wichtig, dass die Ressourcen im Rahmen der Solidarität sinnvoll eingesetzt werden.

Manchmal bedeutet sie wirklich eine Herkulesarbeit – die Qualität!

Herzlich, Bruno

---

ner, unkoordinierter und oft sinnloser ärztlicher Massnahmen gekennzeichnet ist» (http://flexikon.doccheck.com/de/Polypragmasie, 14.1. 2015).

Ende des Briefwechsels

Lieber Bruno   10. Juli 2014

Den Umgang mit fordernden Patienten schilderst Du sehr differenziert und analytisch. Du vermerkst aber auch, dass in seltenen Fällen kein Konsens mehr möglich ist und die Zusammenarbeit zwangsläufig ein Ende nimmt. Deinen selbstreflexiven Umgang mit Deiner Tätigkeit hast Du bestimmt nicht im Studium gelernt, sondern Dir aus eigener Motivation heraus über Jahre angeeignet. Ich glaube, dass die Aneignung selbstreflexiver Kompetenzen auch heute noch keinen wirklichen Stellenwert im Medizinstudium einnimmt – es sei denn, man entscheide sich für die Psychiatrie. Das ist doch ziemlich erstaunlich, oder nicht?

Die von mir interviewten Hausärztinnen und Hausärzte schilderten Dissenssituationen oder Dissensprozesse als belastend. Es waren komplexe Fälle, von denen sie erzählten, deren gemeinsames Merkmal aber die unklare medizinische Indikation war. Die zahlreichen und kaum koordinierten Abklärungsschlaufen schilderte der Hausarzt einer Agglomerationsgemeinde so:

> Ich habe eine Patientin, die Sozialarbeiterin ist. Sie ist eine meiner schwierigsten Patientinnen. Sie ruft x-mal notfallmässig an, ihre Mutter ruft mich an, zu Hause oder in den Ferien. Es ist eine Riesensache. Diese Frau hat Riesenprobleme, die sehr komplex sind. Interessanterweise ist ihr Onkel ein pensionierter Arzt, der mich ab und zu anruft. Er sagt dann jeweils, dass er unglaublich froh sei, dass ich das mache, er wolle mir nicht reinreden. Er wolle mir nur ein paar Feedbacks geben. Die Patientin fordert von mir immer weiterführende Abklärungen. Sie hat immer wieder Lähmungen oder Schwächezustände und hat deswegen [...] Ausfälle in der Arbeit. Sie ist nun ‹breitestens› abgeklärt: Sie war bei mehreren Neurologen, da sie immer MS im Hinterkopf hatte. Das hat man mehrmals ausgeschlossen. Notfallhospitalisationen in B., in D., in F., überall. Zahlreiche Interventionen. Ich habe das Gefühl, dass diese Frau gut abgeklärt ist und das Ganze vor allem ein psychiatrisches Problem ist. Letzthin kam wieder einmal eine Intervention ihrer Mutter. Sie kommt von Zeit zu Zeit und findet, dass jetzt endlich etwas geschehen müsse [...] Wenn jemand sagt, dass nun endlich etwas geschehen müsse, denke ich immer: ‹Was ist denn in den letzten fünf Jahren geschehen?› Sie meinte, dass nun endlich eine Diagnose her müsse. Im Spital von F. gibt es eine Kurzabklärungsstation, wo sie in drei Tagen

wirklich das ‹volle Programm› machen. Ich willigte ein, die Patientin dort anzumelden, obwohl ich wusste, dass wir das alles schon einmal abgeklärt hatten. Die sollten das nun nochmals machen. Sie haben eine gewisse Leaderfunktion: Wenn dieses Spital sagt, dass etwas so und so ist, dann ist es so. Ich habe das alles organisiert, worauf die Mutter meinte, dass davon keine Rede sein könne. Das habe sie nie so gemeint, sie wolle diese Abklärungen nicht, ich müsse das alles wieder absagen, das sei ein Missverständnis. Nochmals drei Tage Abklärung habe sie nicht gewollt. Ich meinte daraufhin, dass wir das halt wieder abmelden. Letzte Woche ist dann die Patientin gekommen und hat gesagt, dass der Coach an ihrem Arbeitsplatz gemeint habe, dass sie nun endlich eine Zweitmeinung einholen solle. Sie ist dann in ein Eisenzentrum gegangen, wo man ihren Fall als sehr schwierig beurteilt habe. Was ihr sicher schon mal fehle, sei das Eisen. Jetzt müsse man mal das ersetzen. Ich habe ihr dann gesagt, dass wir das Eisen ja schon viele Male ersetzt haben. Im Moment hat sie gar keinen Eisenmangel, hatte aber schon einen, den wir damals korrigiert haben. Sie meinte, dass das stimme, aber dass der Eisenpegel trotzdem höher sein müsse. Deshalb brauche sie zunächst einmal drei Eiseninfusionen. Die habe sie nun gehabt. Ich habe sie nach der Zweitmeinung gefragt, und sie meinte, dass der Arzt sonst nichts gesehen habe. Er habe einfach gesagt, dass sie einen Eisenmangel habe. Ich habe ihr gesagt, dass ihr Eisenmangel längstens behoben sei. Das ist jetzt die Zweitmeinung, bei der ich mich frage, ob ihr Coach damit zufrieden sei. Ist das eine Zweitmeinung? Irgendein kleines Detail herauspicken und behandeln, nur weil man ein Eisenzentrum ist? Bei ihr regt es mich nicht einmal mehr auf, weil ich es schon zahlreiche Male erlebt habe. Aber von einem Internisten würde ich erwarten, dass er eine breitere … Wenn er schon eine Zweitmeinung abgeben sollte. Ich finde es [Zweitmeinung] nicht nötig, aber wenn schon … Das ist beispielsweise eine Situation, wo ich Mühe damit habe, meine Kollegen zu verstehen. Kollegen, die sich solche Dinge [wie z.B. Eisenmangel] herauspicken, die gut zu behandeln sind, relativ lukrativ sind und auch nicht viele Umtriebe geben.

Natürlich sind Patientinnen und Patienten mit dieser spezifischen Art der Komplexität Einzelfälle. Aber gerade bei diesen Einzelfällen spitzt sich die Frage nach der Reichweite des Patientenwillens und den Grenzen einer patientenzentrierten Medizin doch sehr zu.

In meinem aktuellen Wirkungsfeld, der Medizinethik, dreht sich diese Debatte um das Einforderungsrecht («Jetzt muss endlich etwas gehen!»): Was steht dem Patienten zu? Worauf hat er einen Anspruch? Und wo werden diesem Anspruch Grenzen gesetzt? Dem gegenüber steht sein Recht, medizinische Massnahmen abzuwehren («Jetzt ist genug!»). Gerade in Zeiten der hochspezialisierten Medizin, da vieles möglich, aber deshalb noch lange nicht notwendig, sinnvoll oder ‹gut› ist, ist das Spannungsfeld Einforderungs- versus Abwehrrecht hochaktuell.

Das neue Kindes- und Erwachsenenschutzrecht hat dieses Spannungsfeld noch verschärft. Dies ist vor allem bei sogenannten Stellvertreterentscheiden für urteilsunfähige Menschen der Fall. Wie wir sehen, finden Qualitätsdiskussionen auch in einem bestimmten Rechtsrahmen statt, der die ärztliche Praxis und die Vorstellungen von Patienten beeinflusst. Dieser Rechtsrahmen, aber auch der ökonomische Rahmen bringt die Verwobenheit von Qualität mit anderen normativen Leitkonzepten zum Ausdruck, die sich manchmal gehörig im Weg stehen.

Du sprichst zudem die Zusammenarbeit mit den Kassen an und die Bedeutung des gegenseitigen Vertrauens. Hiermit sind wir eigentlich wieder dort, wo wir unseren Austausch begonnen haben, bei den Forderungen nach der Sichtbarmachung der eigenen Arbeit, bei der Forderung von Nachweisen und Beweisen. Diese Forderungen sind Ausdruck dafür, dass es ein genuines Vertrauen in das ärztliche Handeln so nicht mehr gibt. Vertrauen ist heute etwas, das Ihr Euch ‹verdienen› müsst, indem Ihr Eure Arbeitsweise erklärt und Eure Arbeitsinstrumente zugänglich macht. Dieses Sichtbarmachen erfolgt vielgestaltig und mit variierender «Reichweite» und «Eingriffstiefe» durch Euch Hausärztinnen und Hausärzte – um hier mit Begriffen der Schweizer Medizinethikerin Ruth Baumann-Hölzle zu sprechen.

Wir haben aber in unserem Dialog hoffentlich deutlich zeigen können, dass es viel zu kurz greifen würde, Qualitätsmassnahmen als reine Regulierungs- und Kontrollinstrumente zu begreifen. Indem die Qualitätsforderungen von aussen Druck auf die Professionen ausüben, löst dies einen intraprofessionellen Diskurs aus: Die Berufsleute kommen nicht darum herum, sich Gedanken dazu zu machen, wer sie sind, wie sie arbeiten, was sie können und wofür sie stehen. Es geht um professionelle Selbstreflexion auf der Ebene der Berufsgruppe und auf individueller Ebene des einzelnen Arztes, der einzelnen Ärztin. Die Kunst des Ganzen liegt wohl darin, diese individuelle Ebene wirklich auch zu erreichen. Damit dies geschieht – und dies zeigen gerade britische Gesundheitssoziologen (Bate et al. 2008) –, müssen die Qualitätsaktivitäten von der Basis her entwickelt und so im Sinne einer sozialen Bewegung von ihr getragen werden.

Qualitätsaktivitäten greifen dann, wenn man sich mit ihnen identifizieren kann, wenn sie als praxisnah, sinnvoll und wirksam empfunden und erlebt werden. Demgegenüber steht die Vorstellung einer objektiven Qualitätsmessung. In unserem Buch, so scheint mir, haben wir beide Dimensionen beleuchtet: jene Qualitätsmassnahmen, die relativ praxisfernen Charakter haben und deshalb auf grossen Widerstand stossen, und jene Qualitätsansätze, die so etwas wie eine professionelle Selbstreflexion auslösen und die Hausarztmedizin herausfordern und weiterentwickeln. Wir haben Qualität in all ihren Dimensionen ausgewalzt und damit aufgezeigt, wie breit all das sein kann, was oft unreflektiert unter dem Begriff «Qualität» gefasst wird.

Herzlich, Andrea

Liebe Andrea 28. Juli 2014

Dein soeben geschildertes, äusserst komplexes Beispiel eignet sich ausgezeichnet für den Abschluss unseres Dialogs. Es enthält fast alle Aspekte, die wir bislang besprochen haben. Insbesondere zeigt es, wie Situationen völlig aus dem Ruder laufen können, trotz grossem Bemühen und zum Frust aller Beteiligten. Ganz zu schweigen von den hohen und schlecht investierten Kosten. Mit schlechter Qualität, ohne dass nach herkömmlichem medizinischem Verständnis mess- oder nachweisbare Fehler gemacht worden wären. Es zeigt, dass nicht alle Probleme klar lösbar sind. Solche Situationen enttarnen die Schwachstellen des aktuellen Qualitätsdiskurses auf drastische Weise und machen sichtbar, dass es bei der Qualität um mehr geht als um Indikatoren und Masse jeder Art.

Wir Hausärztinnen und Hausärzte erleben alle solche extrem herausfordernde Situationen, über die Dir der Kollege anlässlich Deiner Forschungsarbeit vertrauensvoll berichtet hat. Es ist eine jener Situationen, bei denen letztlich oft nach manchen Irr- und Umwegen vieles am Hausarzt hängen bleibt. Wie geht es mir beim Lesen dieser dramatischen Geschichte, und was geht mir durch den Kopf? Zuerst macht sie mich kribbelig. Ich spüre die Hilflosigkeit des Hausarztkollegen in dieser aussichtslos scheinenden Situation. Ich kann seine Frustration und innere Wut infolge der Forderungen und des Dreinredens der Umgebung der Patientin nachempfinden. Es gibt einem Arzt ein schlechtes Gefühl, zum Veranlassen von Untersuchungen genötigt zu werden, die er selber als unnötig und nicht zielführend beurteilt.

Aus der Distanz kann ich auch die Seite der Patientin nachempfinden. Auch sie dürfte frustriert und voll innerer Wut sein, da alle Bemühungen nicht helfen. Sie steckt mitten in einem belastenden Spannungsfeld, im Dreieck von Hausarzt und Umgebung. Ihr ursprüngliches Vertrauen zu ihrem Arzt dürfte durch Misstrauensbekundungen ihrer Umgebung torpediert werden. Die Ratschläge zu weiteren Abklärungen und zum Beizug weiterer Spezialisten dürften ein Gefühlsbad voller Hoffnung und Zweifel ausgelöst haben. Die starke, letztlich aber unbestimmte Äusserung der Umgebung «Jetzt muss endlich was geschehen» dürfte sie unter Druck gesetzt und Versagensgefühle auslöst haben. Dies alles dürfte ihr nicht gutgetan haben und ihre Situation eher verschlechtert als verbessert haben.

Verständnis kann ich auch den Menschen, die in der familiären und beruflichen Umgebung der Patientin leben, entgegenbringen. Sie sind mitbetroffen. Auch sie sind frustriert und enttäuscht. Mit ihren Ratschlägen möchten sie das Beste erreichen. Es resultiert ein völlig vertracktes System. Das Beispiel zeigt schön, dass es in solchen hilflosen Situationen allen Beteiligten gleichermassen schlecht gehen dürfte. Sie beginnen sich in einem wilden Kreis zu drehen und verlieren leicht die Übersicht.

Jeder versucht, das Problem mit den ihm zur Verfügung stehenden Messinstrumenten und Möglichkeiten zu erfassen und mit den Werkzeugen, mit denen er umgehen kann, zu therapieren. Zuletzt kam in der langen Reihe noch das Eisenzentrum zum Zug. Ohne klare Indikation wurden der Patientin drei Eiseninfusionen verabreicht. Was wäre gewesen, falls es dabei zu einem, wenn auch selteneren, so doch manchmal sehr gefährlichen Zwischenfall gekommen wäre?

Das Beispiel zeigt auch schön, dass eine Zweitmeinung, insbesondere bei MUPS, nicht unbedingt mehr Sicherheit in die *uncertainty* bringt. Der Hausarzt kann seine Verantwortung fürs Erste einem anderen Arzt übergeben. Im guten Fall werden sie anschliessend die Verantwortung gemeinsam tragen. In den allermeisten Fällen jedoch landet die Geschichte wieder beim Hausarzt, sofern der Spezialist nichts gefunden hat und nicht helfen kann. Im schlimmen Fall könnte der Hausarzt vom Spezialisten mit einem Bündel von weiteren Empfehlungen ‹bombardiert› werden. Die Situation kann für alle Beteiligten noch schwieriger, die uncertainty noch grösser werden.

«Es muss nun endlich was geschehen» ist ein Hilferuf aus der Verzweiflung heraus. Aus der Verzweiflung der Patientin und aller, die privat und beruflich mit ihr zu tun haben. Ein Hilferuf, der Druck auf den Hausarzt ausübt. Ein Hilferuf, der ihn aber zuallererst nicht zum Mitagieren, sondern zum Innehalten veranlassen soll. Zu einem Schritt zurück, hinaus aus dem wild drehenden Kreis, von wo er mit einer gewissen Distanz den Mechanismus des aus dem Ruder laufenden Geschehens besser überschauen kann. Von wo aus er erkennen kann, dass es sich hier weniger um eine primär medizinische Fragestellung handelt, sondern um eine Systemkrise. Von hier aus kann der Hausarzt seine Rolle und seinen Auftrag klären und eine Zielklärung vornehmen.

Wo liegt in dieser Geschichte die Qualität? Messbar im herkömmlichen Sinn ist die Qualität hier nicht. Strukturell, medizinisch-technisch, dürfte alles richtig gelaufen sein. Für die Abklärungen der Symptome wurden korrekte Instanzen und Messmethoden eingesetzt. Ein objektiv messbares outcome für die subjektiven, krank machenden Empfindungen gibt es nicht. Der Abklärungsprozess dürfte einer Untersuchung standhalten. Die geschilderten Symptome wurden abgeklärt und dahinter liegende Krankheiten mit akuter Gefährdung der Patientin ausgeschlossen.

Wir sind uns einig. Für eine gute Behandlungsqualität in einer solch komplexen psychosomatisch-psychosozialen Situation mit ihren somatoform-psychosomatisch geprägten und mit Angst belegten Symptomen sind andere Massnahmen nötig. Es braucht *soft facts* oder *soft tools*, die nur qualitativ erfasst und beurteilt werden können. So, wie Du es in Deiner Dissertation getan hast. Ich bringe nun eine Reihe solcher *soft tools* in eine nicht abschliessende und nicht hierarchische Reihenfolge. Es handelt sich um Fähigkeiten, die spezifisch erlernt und trainiert werden können.

In erster Linie steht die Aufmerksamkeit des Arztes. Solche kritische Situationen muss er mit seiner Anamnese und seinen Untersuchungen frühzeitig in seiner Beurteilung (Differentialdiagnose) erfassen. Entsprechende Hinweise muss er rechtzeitig mit seinem Patienten besprechen. Je früher, desto besser, bevor sich die Situation verselbständigt. Eine wirkungsvolle Kommunikation mit dem Patienten – und wo nötig mit dessen Umfeld – unterstützt den Aufbau und die Pflege einer guten, von Respekt und gegenseitigem Vertrauen geprägten Beziehung. Die Arzt-Patienten-Beziehung bildet die Grundlage für eine konstruktive Zusammenarbeit, die ganz besonders in schwierigen Situationen für eine erfolgreiche Behandlung unabdingbar ist. Der Arzt ermöglicht dem Patienten, seine Ängste und Befürchtungen auszudrücken. Diese nimmt er genau so ernst wie die geschilderten Symptome. Der Arzt ergründet das individuelle Krankheitsmodell des Patienten. Was bedeuten dem Patienten die Symptome? Die Einschätzung des Patienten kann von jener des Arztes weit abweichen. Wichtig ist für den Arzt, diese zu kennen. Wie wirken sich die Störungen auf das Leben des Patienten aus? Wie auf sein Umfeld? Was hat der Patient bereits zum Wiedererlangen seines Wohlbefindens unternommen? Was denkt sein Umfeld dazu? Was hat dazu geführt, dass er gerade jetzt in die Konsultation kommt? Und weshalb wendet er sich damit ausgerechnet an mich und nicht an einen anderen Arzt? Was erwartet der Patient von mir? Welches ist meine Rolle? Durch systemisch lösungsorientiertes Fragen können gemeinsam realistische Ziele formuliert werden. Die Ressourcen des ganzen Systems können ausgelotet und einbezogen werden. Die Symptome werden auf diese Weise zu einem Teil des Patienten. Sie sind nicht mehr einfach etwas von ihm Losgelöstes und Unbestimmtes, das der Arzt wegmachen soll. Der Arzt und sein Patient sind gemeinsam und mit geteilter Verantwortung unterwegs. Entscheide treffen sie gemeinsam – der Patient als Experte für sein Kranksein und seine philosophische Einstellung und der Arzt als medizinischer Experte. Für den Arzt resultiert ein konkreter Behandlungsauftrag. Bei ihm liegt die Prozessverantwortung. Mit allen Beteiligten werden klare Abmachungen getroffen und die Einhaltung gemeinsam überwacht. Abweichungen von den Abmachungen werden geklärt. Das alles tönt reichlich schwierig. Ja, zweifellos, es ist schwierig. Und es gelingt mir leider oft nicht gut genug. Und es braucht von allen Beteiligten einen langen Atem und viel Geduld und Vertrauen.

Es ist gut für den Arzt, wenn er solche schwierige Situationen in Intervisionsgruppen oder in der Supervision besprechen kann. So kann er kontinuierlich ausloten, ob er sich auf einem guten Weg befindet. Abweichungen kann er rechtzeitig korrigieren und sich der eigenen Anteile und blinden Flecken rechtzeitig bewusst werden. Eine solche umfassende und personenzentrierte sowie systemisch lösungsorientierte Arbeitsweise ermöglicht in meinen Augen eine hohe Qualität ärztlichen Handelns. Diese Qualität ist mit anderen Methoden als den herkömmlichen messbar.

Herzlich, Bruno

Lieber Bruno 31. Juli 2014

Vielen Dank, dass Du Dich durch diese komplexe Fallgeschichte hindurchgearbeitet hast. An Deinen systemisch lösungsorientierten Reflexionen gefällt mir, dass sie den Fall nicht in Einzelteile zerrupfen, sondern ihn als Ganzes betrachten, seine unterschiedlichen, zusammenhängenden Dimensionen – oder Systeme, wie Du sagst – analysieren. Der Fall und Deine Herangehensweise bringen noch einmal auf den Punkt, worum es uns in unserem Briefwechsel ging: Wir wollten verdeutlichen, dass im medizinischen Kontext eine grosse Zahl unterschiedlicher Systeme – Patient, Arzt, Lebenskontext, Beruf, Gesellschaft, Umwelt, Ökonomie, Kultur, Philosophie, Spiritualität, Politik, Wissenschaft, Technologie etc. – permanent aufeinander treffen und sich gegenseitig beeinflussen. Die von uns erwähnten Geschichten weisen darauf hin, dass die Ergebnisse medizinischer Eingriffe immer das Resultat eines interaktiven Prozesses zwischen diesen Systemen sind. Bei manchen Prozessen besteht Klarheit und Einigkeit darüber, was die Qualität ausmacht. Bei vielen Prozessen ist die Frage nach der Definition und der Fassbarkeit von Qualität schwieriger und deshalb Gegenstand von Aushandlung.

Wir müssen in dieser Aushandlung unseren Blick zukünftig öffnen: indem wir in einem gesellschaftlichen und interdisziplinären Prozess gemeinsam über Qualität nachdenken, sie umfassend definieren und festlegen, mit welchen Methoden wir sie entsprechend der jeweiligen Fragestellung messen wollen. Qualität geht uns alle an.

Herzlich, Andrea

Anhang

Informationen zu «Strukturmomente der Identität» von Peter Ryser

«Strukturmomente der Identität» ist ein Ressourcenmodell. Das Modell entstand aus der Notwendigkeit, im beruflichen Alltag einen brauchbaren Orientierungsrahmen zur Hand zu haben, der einerseits nicht zu komplex ist und andererseits die wesentlichen Momente einer Krisensituation erfassen kann. Hinter dem Modell steht die Auseinandersetzung mit Konzepten aus verschiedenen Quellen:
- Die Selbstwertthematik nach Virginia Satir [2000 (1972)]
- Die Bedürfnispyramide nach Abraham H. Maslow (2002)
- Die prozessual-systemische Denkfigur nach Silvia Staub-Bernasconi (1983)
- Das 5 Säulen Modell nach Petzold & Heinl (1983)
- Anregungen aus der Strukturanthropologie von Heinrich Rombach (1993).

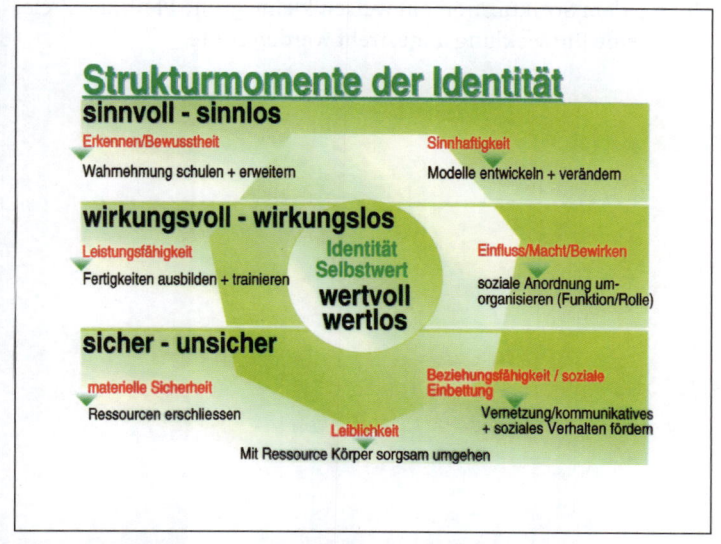

Abb. 6: «Strukturmomente der Identität» von Peter Ryser.

Im Zentrum des Modells steht die Identität/der Selbstwert. Der Selbstwert ist nichts Absolutes und Stabiles, sondern das dynamische Resultat eines andauernden Bemühens nach Balance unter den Kräftefeldern.

Die Kräftehauptdynamiken zeigen sich in den Grundspannungsfeldern (schwarz, fett gedruckt):
zentral: **wertvoll – wertlos**
basal: **sicher – unsicher**
handlungsorientiert: **wirkungsvoll – wirkungslos**
sinnbildend: **sinnvoll – sinnlos**

Die sieben Strukturmomente (rot) sind die wesentlichen Grundelemente dessen, was unsere Identität/Selbstwert und Stabilität ausmacht. Mit ihnen lässt sich erfassen, was die Ressourcen der jeweiligen Situation sind, was stabilisiert, was funktioniert und den Selbstwert stützt. Eine schwierige Situation sollte auch danach beurteilt werden, wie viele dieser Grundelemente aktuell betroffen/beeinträchtig sind, wie stark und mit welchen Konsequenzen – und welche Auswirkungen dies auf die anderen Strukturmomente hat.

Unter jedem Strukturmoment weisen kleine grüne Pfeile auf Ziele, wohin eine Entwicklung angestrebt werden sollte.

Literaturverzeichnis

Abraham, A. 2010: Varianz als Norm. Hausärztliche Vorstellungen von guter Medizin. *Schweizerische Ärztezeitung* 91(49): 1967–1970.

Abraham, A. 2014: Framing quality. Constructions of medical quality in Swiss family medicine. Bern: Eigenverlag. Download: http://www.zb.unibe.ch/download/eldiss/14abraham_a.pdf.

Abraham, A. und R. Baumann-Hölzle 2013: Alterslosigkeit? Ethische Reflexionen zur Medikalisierung in der Behandlung und Betreuung alter Menschen. *NovaCura* 6(13): 10–13.

Abraham, A. und B. Kissling 2011: Wie «soft facts» die Hausarztmedizin formen: Nachdenken über Komplexität. *PrimaryCare* 11(5): 78–79.

Altmeyer, S. und A. Hendrischke 2011: Einführung in die systemische Familienmedizin. Heidelberg: Carl-Auer Verlag.

Bal, M. 2002: Travelling concepts in the humanities. A rough guide. Toronto: University of Toronto Press.

Balint, M. 1957: Der Arzt, sein Patient und die Krankheit. Stuttgart: Klett.

Barbour, R.S. 2001: Checklists for improving rigour in qualitative research: a case of the tail wagging the dog? *BMJ* 322: 1115–1117.

Bate, P., P. Mendel und G. Robert 2008: Organizing for quality. The improvement journeys of leading hospitals in Europe and the United States. Oxford: Radcliffe Publishing.

Baumann-Hölzle, R. und A. Abraham 2013: Brennpunkt Lebensqualität. Verteilungsfragen im Gesundheitswesen und das QALY-Konzept. *Bioethica Forum* 6(2): 29–32.

Bergeson, S.C. und J.D. Dean 2006: A systems approach to patient-centered care. *Journal of the American Medical Association* 296(23): 2848–2851.

Berwick, D.M. 2009: What 'patient-centered' should mean: confessions of an extremist. *Health Affairs* 28(4): w555.

Biller-Andorno, N. und P. Jüni 2014: Abolishing mammography screening programs? A view from the Swiss Medical Board. *New England Journal of Medicine* 370(21): 1965–1967.

Bircher, J. und S. Kuruvilla 2014: Defining health by addressing individual, social, and environmental determinants: new opportunities for health care and public health. *Journal of Public Health Policy* 35(3): 363–386.

Borasio, G.D. 2014: Selbst bestimmt sterben. Was es bedeutet. Was uns daran hindert. Wie wir es erreichen können. München: C.H. Beck Verlag.

Bosk, C.L. 2003: Forgive and remember. Managing medical failure. Second edition. Chicago: University of Chicago Press.

Bovier, P., M. Bouvier Gallacchi, C. Goehring und B. Künzi 2005: Wie gesund sind die Hausärzte in der Schweiz? *PrimaryCare* 5(10): 222–228.

Literaturverzeichnis

Bowen, G.A. 2006: Grounded theory and sensitizing concepts. *International Journal of Qualitative Methods* 5(3): 1–9.

Boyd, C.M., J. Darer, C. Boult, et al. 2005: Clinical practice guidelines and quality of care for older patients with multiple comorbid diseases: implications for pay for performance. *Journal of the American Medical Association* 294(6): 716–724.

Büchi, M., L.M. Bachmann, J.E. Fischer, M. Peltenburg und J. Steurer 2000: Alle Macht den Patienten? Vom ärztlichen Paternalismus zum Shared Decision Making. *Schweizerische Ärztezeitung* 81(49): 2776–2780.

Busch, L. 2011: Standards. Recipes for reality. Cambridge: MIT Press.

Cassell, E.J. 1997: Doctoring. The nature of Primary care medicine. Oxford: Oxford University Press.

Charon, R. 2001a: Narrative medicine. Form, function, and ethics. *Annals of Internal Medicine* 134(1): 83–87.

Charon, R. 2001b: Narrative medicine – A model for empathy, reflection, profession, and trust. *Journal of the American Medical Association* 286(15): 1897–1902.

Ciompi, L. 2003: Gefühle, Affekte, Affektlogik. Ihr Stellenwert in unserem Menschen- und Weltverständnis. Wiener Vorlesungen. Wien: Picus.

Contencin, P., H. Falcoff und M. Doumenc 2006: Review of performance assessment and improvement in ambulatory medical care. *Health Policy* 77(1): 64.

Cresswell, J.W. 1998: Qualitative inquiry and research designs: Choosing among five traditions. London: Sage.

Dengler, K. und H. Fangerau (Hg.) 2013: Zuteilungskriterien im Gesundheitswesen: Grenzen und Alternativen. Eine Einführung mit medizinethischen und philosophischen Verortungen. Bielefeld: transcript.

Dey, I. 1999: Grounding Grounded Theory. Guidelines for qualitative inquiry. San Diego, etc.: Academic Press.

Diethelm-Knoepfel, M. 2011: Die Schweizerische Balint-Gesellschaft. *Schweizerische Ärztezeitung* 92(5): 156.

Donabedian, A. 2003: An introduction to quality assurance in health care. Oxford: Oxford University Press.

Donabedian, A. 2005 (1966): Evaluating the quality of medical care. *The Milbank Quarterly* 83(4): 691–729.

Donald, A. 2001: The Wal-Marting of American psychiatry. An ethnography of psychiatric practice in the late 20th century. *Culture, Medicine and Psychiatry* 25: 427–439.

Ecks, S. 2008: Three propositions for an evidence-based medical anthropology. *Journal of the Royal Anthropological Institute* (N.S.): 77–92.

Engle Merry, S. 2011: Measuring the world. Indicators, human rights, and global governance. *Current Anthropology* 52(3): 83–95.

Finke, J. 2004: Gesprächspsychotherapie. Therapieprinzipien und Therapietechnik. Stuttgart: Thieme Verlag.

Garfinkel, D. und D. Mangin 2010: Feasibility study of a systematic approach for discontinuation of multiple medications in older adults: addressing polypharmacy. *Archives of Internal Medicine* 170(18): 1648–1654.

Glaser, B.G. und A.L. Strauss 1967: The discovery of grounded theory. Strategies for qualitative research. Chicago: Aldine.

Goehring, C., M. Bouvier Gallachi, B. Künzi und P. Bovier 2004: Psychosocial and professional characteristics of burnout in Swiss primary care practitioners. *Swiss Medical Weekly* 124: 101–108.

Graf, J. und U. Janssens 2008: Historie des Qualitätsmanagements. *Intensivmedizin* 45: 171–181.

Green, L.A., G.E. Fryer, B.P. Yawn, D. Lanier und S.M. Dovey 2001: The ecology of medical care revisited. *New England Journal of Medicine* 344: 2021–2025.

Greenhalgh, T. 2003: Einführung in die Evidence-based Medicine. Kritische Beurteilung klinischer Studien als Basis einer rationalen Medizin. Bern: Hans Huber.

Greenhalgh, T. 2007: Primary health care. Theory and practice. Massachusetts: Blackwell Publishing.

Greenhalgh, T. und B. Hurwitz 2005: Was geht uns Narration an? In: Greenhalgh, T. und B. Hurwitz (Hg.): Narrative-based Medicine – Sprechende Medizin. Bern: Hans Huber. 19–35.

Grol, R. und R. Lawrence 1995: Quality improvement by peer review. New York: Oxford University Press.

Hadfield, S.J. 1953: A field survey of general practice 1951–2. *British Medical Journal* September 26: 683–706.

Hauser-Schäublin, B. 2003: Teilnehmende Beobachtung. In: Beer, B. (Hg.): Methoden und Techniken der Feldforschung. Berlin: Reimer: 33–54.

Holm, S. 2002: Does chaos theory have major implications for philosophy of medicine? *Journal of Medical Ethics: Medical Humanities* 28: 78–81.

Ioannidis, J.P. 2005: Why most published research findings are false. *PLoS medicine* 2(8): e124.

Jenkins, R., H.A. Jessen und V. Steffen 2005: Matters of life and death. In: Jenkins, R. und V. Steffen (Hg.): Managing uncertainty: ethnographic studies of illness, risk and the struggle for control. Copenhagen: Museum Tusculanum Press. 9–30.

Kenney, C. 2008: The best practice: how the new quality movement is transforming medicine. New York: PublicAffairs.

Kessler, M. und E. Ziltener 2004: Patientenschutz-Organisationen. In: Kocher, G. und W. Oggier (Hg.): Gesundheitswesen Schweiz 2004–2006. Eine aktuelle Übersicht. Bern: Hans Huber. 205–213.

Kissling, B. 2002: Bericht aus dem Vorstand, April 2002, CIRSmedical – Medical Critical Incident Reporting System oder: aus Fehlern wird man klug. *PrimaryCare* 2: 233–236.

Kissling, B. 2013: Allgemeinmedizin: ICE: ideas, concerns, expectations. *Schweizerisches Medizin-Forum* 13(51–52): 1056–1057.

Kissling, B. und U. Wiprächtiger 2000: Qualitätszirkel Elfenau – Interface between Primary and Secondary Care. *PrimaryCare* (0): 39–44.

Kleinman, A. 1995: Writing at the margin: discourse between anthropology and medicine. Berkeley: University of California Press.

Knorr Cetina, K. 1999: Epidemic cultures. How the sciences make knowledge. Cambridge: Harvard University Press.

Kuehlein, T., D. Sghedoni, G. Visentin, J. Gérvas und M. Jamoulle 2010: Quartäre Prävention, eine Aufgabe für Hausärzte. *PrimaryCare* 10(18): 350–354.

Lampland, M. und S. Leigh Star (Hg.) 2009: Standards and their stories. How quantifying, classifying, and formalizing practices shape everyday life. New York: Cornell University Press.

Lang, C. und B. Kissling 2001: Risiken, Fehler und Patientensicherheit. Ein Bericht über die FMH-Tagung vom 25.1.2001 in Bern. *PrimaryCare* 1: 89–93.

Lüders, C. 2003: Beobachten im Feld und Ethnographie. In: Flick, U., E. von Kardorff und I. Steinke (Hg.): Qualitative Forschung. Ein Handbuch. Reinbek bei Hamburg: Rowohlt: 384–401.

Lupton, D. 1994: Medicine as culture. Illness, disease and the body in Western societies. London: SAGE.

Martin, C.M. und J.P. Sturmberg 2005: General practice – chaos, complexity and innovation. *The Medical Journal of Australia* 183: 106–109.

Marty, H. 2006: Eine andere Spitzenmedizin? *Schweizerische Ärztezeitung* 87(3): 114–115.

Maslow, A.H. 2002: Motivation und Persönlichkeit. Reinbek: Rowohlt.

Mattingly, C. und L.C. Garro (Hg.) (2000): Narrative and the cultural construction of illness and healing. Berkeley: University of California Press.

McClelland, S.I. und M. Fine 2008: Embedded science: critical analysis of abstinence-only evaluation research. *Cultural Studies <=> Critical Methodologies* 8(1): 50–81.

McWhinney, I.R. 1996: The importance of being different. *British Journal of General Practice* 46: 433–436.

Meyer, V.E. 2006: Spitzenmedizin. Die Spitze des Eisbergs. Zollikon: Kranich-Verlag.

Miller, W.L., B.F. Crabtree, R. McDaniel und K.C. Stange 1998: Understanding change in primary care practice using complexity theory. *Journal of Family Practice* 46(5): 369–376.

Mouradian, G. 2002: The quality revolution. A history of the quality movement. Lanham: University Press of America.

Neuner-Jehle, S., T. Krones und O. Senn 2014: Systematisches Weglassen verschriebener Medikamente ist bei polymorbiden Hausarztpatienten akzeptiert und machbar. *PRAXIS* 103(6): 1–6.

Parsons, T. 1970: Struktur und Funktion der modernen Medizin. Eine soziologische Analyse. *Kölner Zeitschrift für Soziologie und Sozialpsychologie* Sonderheft 3: 10–57.

Petzold, H.G. und H. Heinl 1983: Psychotherapie und Arbeitswelt. Paderborn: Junfermann-Verlag.

Polit, D.F., C.T. Beck und B.P. Hungler 2004: Lehrbuch Pflegeforschung. Methodik, Beurteilung und Anwendung. Bern etc.: Verlag Hans Huber.

Portwich, P. 2008: Zeitgemäße medizinische Patientenversorgung mit Balint – Wege zu einer personenzentrierten ärztlichen Berufspraxis in dem Kontext einer postmodernen Gesellschaftskultur. *Balint* 9(1): 12–17.

Rauser-Boldt, H. 2013: Niemand ist alleine krank. Familienbegleitung in der hausärztlichen Praxis. *Familiendynamik* 38(2): 170–172.

Rombach, H. 1993: Strukturanthropologie: «Der menschliche Mensch». Freiburg i. Br. etc.: Verlag Karl Alber.

Rose, N. 2007: The politics of life itself. Biomedicine, power, and subjectivity in the twenty-first century. Princeton: Princeton University Press.

Satir, V. 2000 (1972): Selbstwert und Kommunikation. Familientherapie für Berater und zur Selbsthilfe. Stuttgart: Klett-Cotta.

Schiepek, G., H. Eckert und B. Kravanja 2013: Grundlagen systemischer Therapie und Beratung. Psychotherapie als Förderung von Selbstorganisationsprozessen. Göttingen: Hogrefe.

Schwab-Trapp, M. 2001: Diskurs als soziologisches Konzept. Bausteine für eine soziologisch orientierte Diskursanalyse. In: Keller, R., A. Hirseland, W. Schneider und W. Viehöver (Hg.): Handbuch Sozialwissenschaftliche Diskursanalyse. Band 1: Theorien und Methoden. Opladen: Leske+Budrich: 261–283.

Seitz, P., T. Rosemann, J. Gensichen und C.A. Huber 2011: Interventions in primary care to improve cardiovascular risk factors and glycated haemoglobin (HbA1c) levels in patients with diabetes: a systematic review. *Diabetes, Obesity and Metabolism* 13(6): 479–489.

Sklair, L. 2001: The transnational capitalist class. Oxford: Blackwell Publishers.

Sommer, J. und A. Rieder 2014: Wie lehrt man Kommunikation in der Hausarztpraxis? *PrimaryCare* 14(8): 136–138.

Sommerhalder, K., A. Abraham, M. Caiata Zufferey, J. Barth und T. Abel 2009: Internet information and medical consultations: experiences from patients' and physicians' perspectives. *Patient Education and Counseling* 77(2): 266–271.

Spradley, J.P. 2006: Participant observation. Melbourne: Wadsworth, Thomson Learning.

Staber, J. und H. Rothgang 2010: Rationierung und Priorisierung im Gesundheitssystem – internationale Erfahrungen. *GGW* 10(1): 16–22.

Stacey, R.D. 1996: Strategic management and organizational dynamics. London: Pitmann Publishing.

Starfield, B., L. Shi und J. Macinko 2005: Contribution of primary care to health systems and health. *Milbank Q* 83(3): 457–502.

Staub-Bernasconi, S. 1983: Soziale Probleme – Dimensionen ihrer Artikulation: Umrisse einer Theorie sozialer Probleme als Beitrag zur einem theoretischen Bezugsrahmen sozialer Arbeit. Diessenhofen: Verlag Rüegger.

Stehr, N. und C. Wallner 2010: Transparenz. Einleitung. In: Jansen, S.A., E. Schröter und N. Stehr (Hg.): Transparenz. Multidisziplinäre Durchsichten durch Phänomene und Theorien des Undurchsichtigen. Wiesbaden: VS Verlag für Sozialwissenschaften: 9–19.

Stock, J. und J. Szecsenyi (Hg.) 2007: Stichwort: Qualitätsindikatoren. Erste Erfahrungen in der Praxis. Bonn/Frankfurt: KomPart.

Strathern, M. (Hg.) 2000a: Audit cultures. Anthropological studies in accountability, ethics and the academy. London: Routledge.

Strathern, M. 2000b: The tyranny of transparency. *British Educational Research Journal* 26(3): 309–321.

Strauss, A. und J. Corbin 1996: Grounded Theory. Grundlagen qualitativer Sozialforschung. Weinheim: Beltz Psychologie Verlags Union.

Sturmberg, J.P. 2007: The foundations of primary care. Daring to be different. Oxford: Radcliffe.

Sweeney, K.G., D. MacAuley und D. Pereira Gray 1998: Personal significance. The third dimension. *The Lancet* 351: 134–136.

Taylor, R. und J. Giles 2005: Cash interests taint drug advice. *Nature* 437(7062): 1070–1071.

Taylor, S. 1954: Good general practice. London, etc.: Oxford University Press.

Tonelli, M.R. 2006: Integrating evidence into clinical practice. An alternative to evidence-based approaches. *Journal of Evaluation in Clinical Practice* 12: 248–256.

Topolski, S. 2009: Understanding health from a complex systems perspective. *Journal of Evaluation in Clinical Practice* 15: 749–754.

Tsoukas, H. 1997: The tyranny of light. The temptations and the paradoxes of the information society. *Futures* 29(9): 827–843.

Tutorengruppe für die Ausbildung von Qualitätszirkel-Moderatoren 2005: Definition medizinischer Qualitätszirkel – ein Vernehmlassungstext. *PrimaryCare* 5(16): 370–372.

Urry, J. 2005: The Complexity Turn. *Theory, Culture & Society* 22: 1–14.

van Woerkom, M. 2010: Critical reflection as a rationalistic ideal. *Adult Education Quarterly* 60(4): 339–356.

Vogelsanger, V. und T. Bickel 2004: Selbsthilfegruppen und Gesundheitsligen. In: Kocher, G. und W. Oggier (Hg.): Gesundheitswesen Schweiz 2004–2006. Eine aktuelle Übersicht. Bern: Hans Huber: 269–275.

White, K.L., T.F. Williams und B.G. Greenberg 1961: The ecology of medical care. *New England Journal of Medicine* 265: 885–892.

Willimann, U. 2003: Reden wir mit unseren Patienten über medizinische Fehler? Ein Bericht vom WONCA-Kongress 2003 in Ljubljana. *PrimaryCare* 3: 762–764.

Im EMH-Verlag erschienen

Anna Regula Hartmann
Reibungswärme
Karikaturen
2013. 48 Seiten. Broschiert.
ISBN 978-3-03754-075-6

Was niemanden kalt lässt, erzeugt Wärme. «Reibungswärme» lautet denn sinnigerweise auch der Titel des Buchs, in dem Anna einen Querschnitt aus 14 Jahren ihres zeichnerischen Schaffens für die Schweizerische Ärztezeitung vorlegt. Im Zentrum steht dabei die Arzt-Patienten-Beziehung, die ihr eine scheinbar unerschöpfliche Inspirationsquelle ist. Doch Annas kreativer Geist bleibt nicht auf das Sprechzimmer fixiert, ja er schweift mitunter zwanglos über die Grenzen des Gesundheitswesens im engeren Sinn hinaus, blickt beispielsweise auf die «Glace politique» (2001) oder lässt Mozart und Rembrandt miteinander plaudern (2006). Mit stets geistvollen Resultaten, die das Potential haben, ein breites Publikum in ihren Bann zu ziehen – und zu erwärmen.

Anna Regula Hartmann hat in Basel Medizin und Kunst studiert. Unter dem Kürzel ANNA hat sie sich schweizweit einen Namen gemacht als Karikaturistin. Ihre Cartoons erscheinen regelmässig in vielen Zeitschriften und der Schweizerischen Ärztezeitung.

Weitere Publikationen von ANNA:
Böse Blume, ISBN 978-3-7965-2289-5
Für die Liebe ist es nie zu spät, ISBN 978-3-7965-2052-5
ANNAlyse, ISBN 978-3-7965-1867-6
CoffeeTalk, ISBN 978-3-03784-013-9

Im EMH-Verlag erschienen

Daniel Lüthi

Begegnungen mit dem Gesundheitswesen
32 Porträts in Text und Bild
2013. 132 Seiten. Broschiert
ISBN 978-3-03754-072-5
ISBN eBook (PDF) 978-3-03754-076-3

Was ist das Wesentliche des Gesundheitswesens? Wie kann einer es beschreiben, abbilden und ihm gerecht werden? Durch Begegnungen mit Menschen, die dahinterstehen und es ausmachen. Jeden Monat porträtiert Daniel Lüthi einen solchen «Medizin-Menschen» in der Schweizerischen Ärztezeitung. Er gibt so dem Gesundheitswesen ein Gesicht. Dieser Porträtband vereinigt 32 Begegnungen aus den vergangenen drei Jahren. Das Spektrum reicht von der Reinigungsfachfrau, die Sauberkeit und Fröhlichkeit ins Spital bringt, bis zum Schweizer des Jahres, der ebenda Kinderherzen operiert.

Daniel Lüthi wurde 1958 in Bern geboren. Er arbeitet als Journalist, Fotograf, Mediensprecher, Medientrainer, Dozent und Autor. Er ist verheiratet, Vater einer erwachsenen Tochter und lebt in Bern.

Der Schweizerische Ärzteverlag EMH ist ein Gemeinschaftsunternehmen der Verbindung der Schweizer Ärztinnen und Ärzte FMH und der Schwabe AG, Basel, dem mit Gründung 1488 ältesten Druck- und Verlagshaus der Welt.